画像診断

2024 Vol.44
No.11
増刊号

General Radiologistに贈る，
押さえておきたい小児疾患58

編著 赤坂好宣（兵庫県立こども病院放射線診断科）

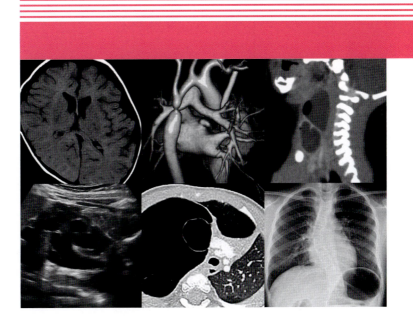

執筆者一覧

● **編著者** 赤坂好宣　兵庫県立こども病院放射線診断科

● **執筆者** 金柿光憲　兵庫県立尼崎総合医療センター放射線診断科

藤川あつ子　聖マリアンナ医科大学放射線診断・IVR科

森田有香　神奈川県立こども医療センター放射線科

福山　緑　国立循環器病センター放射線部

小德暁生　国立循環器病センター放射線部

乗本周平　兵庫県立こども病院放射線診断科

谷　千尋　広島大学病院放射線部

寺村易予　自衛隊中央病院放射線科／
国立成育医療研究センター放射線診療部

宮嵜　治　国立成育医療研究センター放射線診療部

服部真也　千葉大学大学院医学研究院画像診断・放射線腫瘍学

羽柴　淳　千葉大学大学院医学研究院画像診断・放射線腫瘍学

向井宏樹　千葉大学大学院医学研究院画像診断・放射線腫瘍学

桑島成子　群馬県立小児医療センター放射線科／
前 獨協医科大学放射線医学講座

序文

　本企画のお話をいただいたときに同門の先輩である編集委員のK先生から最初に伺ったのは,「**小児は難しいからとっつきやすいのにしてな!(関西弁)**」でした.小児の画像診断は難しい……ということを意外によく聞きます.しかし,KEYBOOKシリーズなど,比較的平易に疾患を紹介している書籍もよく目にしますし,自分も原稿を依頼されるときに初学者にわかりやすくということを期待され,そのように書いています.それでも小児の画像診断は難しい…….

　確かに,疾患を平易に書いてある書物はみるのですが,画像をみて何の疾患かわからないところに,「こんな疾患を考えたらよい」というようなアドバイス的な指南書はあまりお目にかからないなあ,と感じます.また,日頃小児ばかりみている専門施設の先生が説明するのと,小児疾患に詳しいgeneral radiologistに教えてもらうのとでは,小児画像に対する目線や指南の仕方が異なり,理解しやすさが違うのではないかと推測しました.

　そこで,まだ小児に毒されていない(?)general radiologistの目を持った先生方から,独自の経験から役に立つと思われる疾患を選んでもらって,専門外の先生に解説していただくことを企画しました.

　一方で,いつも小児の企画をじっくりと読んでいただいている読者の中には,小児専門施設の先生や,小児に造詣の深いgeneral radiologistも多いと思います.彼らにとっても,ある程度骨のある興味深い内容も含める必要があると思いました.そこで,本増刊号ではcase-based reviewを基本とし,1ページ目に出題するように画像を提示し,2ページ目に結果が出るように解説していただきました.疾患の説明は最低限にして,先輩からのアドバイスの体(てい)で端的にまとめてもらっています.空き時間でも「ちょっとみてみようかな」,と思ってもらえるのが狙いです.疾患は比較的平易なものを中心に,臨床的に重要であれば,最近話題のものや珍しいものでも,積極的に取り上げていただいております.

　最後に,お忙しい中ご執筆いただいた先生方に感謝申し上げます.当方の意図するところがわかりにくかったことと思いますが,それぞれに厳選した症例を簡潔にまとめてくださり,読みやすい特集となりました.本特集が読者の記憶に残り,たまに回ってくる小児の画像をみたときに,「**あ,これあれに載ってたやつや!(関西弁)**」と思い出していただけることを期待します.

令和6年8月
兵庫県立こども病院放射線診断科
赤坂 好宣

画像診断2024年増刊号 Vol.44 No.11

General Radiologistに贈る,
押さえておきたい
小児疾患58

CONTENTS

目 次

序文 ··· A3

1. 中枢神経・脊髄領域

- **1** 小児の急性意識障害
  金柿光憲 ··· A10
- **2** 急性脳症？ 梗塞？
  金柿光憲 ··· A12
- **3** 特徴的な画像所見をとらえる
  金柿光憲 ··· A14
- **4** 小児の尿崩症の原因とは？
  金柿光憲 ··· A16
- **5** 変遷する疾患概念をアップデートする
  金柿光憲 ··· A18
- **6** 代謝性脳症の画像を知る
  金柿光憲 ··· A20
- **7** 中枢神経病変を伴う全身性疾患
  金柿光憲 ··· A22
- **8** AHT or not AHT ? That is the question.
  金柿光憲 ··· A24
- **9** 特徴的な臨床症状から病変を推測する
  金柿光憲 ··· A26
- **10** 適切な撮像法を選択する
  金柿光憲 ··· A28

2. 頭頸部領域

- **11** 空気混入を伴う新生児の頸部嚢胞性腫瘤
  藤川あつ子 ··· A32
- **12** 前頸部の嚢胞性病変
  藤川あつ子 ··· A34
- **13** 後咽頭間隙の浮腫
  藤川あつ子 ··· A36
- **14** 特徴的な点状高エコーを含む前頸三角や甲状腺の低エコー腫瘤
  藤川あつ子 ··· A38
- **15** 小児の副鼻腔粘膜肥厚は副鼻腔炎なのか？
  藤川あつ子 ··· A40

3. 胸部領域

- **16 腹痛の原因は？**
  森田有香 ………………………………………………………………… A44
- **17 腹部術後の左胸水．何が起きた？**
  森田有香 ………………………………………………………………… A46
- **18 囊胞性肺疾患？**
  森田有香 ………………………………………………………………… A48
- **19 胸膜下に多発する囊胞は何？　間質性肺疾患？**
  森田有香 ………………………………………………………………… A50
- **20 リンパ節転移？**
  森田有香 ………………………………………………………………… A52

4. 心・血管系領域

- **21 大動脈弓の異常**
  福山 緑，小德暁生 ……………………………………………………… A56
- **22 肺静脈の走行と流入の異常**
  福山 緑，小德暁生 ……………………………………………………… A59
- **23 大動脈および肺動脈の解剖学的異常**
  福山 緑，小德暁生 ……………………………………………………… A62
- **24 先天性心疾患術後画像で注意すべき所見は？　その1**
  福山 緑，小德暁生 ……………………………………………………… A64
- **25 先天性心疾患術後画像で注意すべき所見は？　その2**
  福山 緑，小德暁生 ……………………………………………………… A66

5. 腹部領域（泌尿生殖器以外）

- **26** 小児ではあまり見かけないあの疾患．一体なぜ発生した？
  乗本周平 ··· A70
- **27** 小児ではまずは一元的に
  乗本周平 ··· A73
- **28** 頻度の壁を超えるには……？
  乗本周平 ··· A75
- **29** 神経芽腫かと思いきや……？
  乗本周平 ··· A77
- **30** 好機逸すべからず
  乗本周平 ··· A80
- **31** 小児は多くを語らない
  乗本周平 ··· A83
- **32** 全身のどこにでも
  乗本周平 ··· A85
- **33** 特徴的な病歴に着目する
  乗本周平 ··· A88
- **34** 生検しないと診断できない？
  乗本周平 ··· A90
- **35** Hirschsprung病が疑われた乳児
  赤坂好宣 ··· A93

6. 泌尿生殖器領域

- **36** 新生児の陰嚢腫大
  谷　千尋 ··· A96
- **37** 胎児期より指摘されていた新生児（女児）の腹部囊胞性病変
  谷　千尋 ··· A98
- **38** 腎盂腎杯拡張の原因は？
  谷　千尋 ··· A100
- **39** 女児の片側腎欠損と子宮奇形
  谷　千尋 ··· A103
- **40** 尿失禁の原因は？
  谷　千尋 ··· A106

7. 骨軟部領域

- **41** 昔の病気ではありません
  寺村易予，宮嵜　治 ································· A110
- **42** 先天性心疾患の患児にみられた骨膜肥厚
  寺村易予，宮嵜　治 ································· A112
- **43** 痛いところだけをみていると痛い目にあいます
  寺村易予，宮嵜　治 ································· A114
- **44** 異常ですか？　正常ですか？
  寺村易予，宮嵜　治 ································· A116
- **45** 足の所見も特徴です
  寺村易予，宮嵜　治 ································· A118
- **46** 乳児の左肩皮下腫瘤
  赤坂好宣 ··· A120
- **47** 頭蓋骨腫瘍？　珍しくない小児の骨病変
  赤坂好宣 ··· A122

8. 全身性領域, その他

- **48** 多彩な骨病変
  服部真也, 羽柴　淳, 向井宏樹 ······································· A126
- **49** 耳は聞こえず, 目もみえなくなる
  服部真也, 羽柴　淳, 向井宏樹 ······································· A129
- **50** common disease の uncommon presentation
  服部真也, 羽柴　淳, 向井宏樹 ······································· A131
- **51** 腫瘍性病変の晩期合併症である神経変性疾患
  服部真也, 羽柴　淳, 向井宏樹 ······································· A133
- **52** 画像診断医を悩ませる稀少疾患
  服部真也, 羽柴　淳, 向井宏樹 ······································· A135
- **53** 胃粘膜下腫瘍を指摘された児の肺結節
  赤坂好宣 ······································· A138

9. 胎児MRI

- **54** 胎児の両側側脳室の拡大
  桑島成子 ······································· A142
- **55** 胎児腹腔からの臓器脱出
  桑島成子 ······································· A144
- **56** 先天性嚢胞性肺疾患
  桑島成子 ······································· A146
- **57** 胎児の腸管拡張
  桑島成子 ······································· A148
- **58** 胎児腹壁からの腸管脱出
  桑島成子 ······································· A150

症例一覧 ······································· A152

索引 ······································· A154

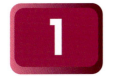

中枢神経・脊髄領域

1 小児の急性意識障害
2 急性脳症？　梗塞？
3 特徴的な画像所見をとらえる
4 小児の尿崩症の原因とは？
5 変遷する疾患概念をアップデートする
6 代謝性脳症の画像を知る
7 中枢神経病変を伴う全身性疾患
8 AHT or not AHT ?　That is the question.
9 特徴的な臨床症状から病変を推測する
10 適切な撮像法を選択する

1 中枢神経・脊髄領域

1 小児の急性意識障害

金柿光憲

症例 8か月，女児．1週間前より発熱あり．5日前に意識障害と全身性強直性痙攣がみられ，頭部MRIを撮像．

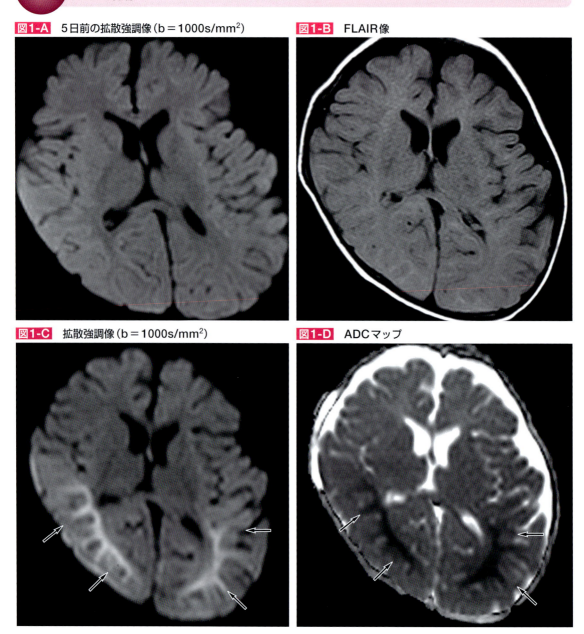

図1-A　5日前の拡散強調像（b＝1000s/mm²）
図1-B　FLAIR像
図1-C　拡散強調像（b＝1000s/mm²）
図1-D　ADCマップ

本例の画像所見

：5日前のMRIでは拡散強調像を含め，明らかな異常はみられなかった．

図1-B〜D：右上肢の痙攣および眼球偏位がみられ，再度頭部MRIが施行された．FLAIR像（図1-B）では異常所見は目立たないが，拡散強調像（図1-C）およびADCマップ（図1-D）では皮質下白質に拡散制限を伴う高信号がみられる（→）．

最終診断 痙攣重積型（二相性）急性脳症
acute encephalopathy with biphasic seizures and late reduced diffusion（AESD）

疾患概念

急性脳症は単一の疾患ではなく，急性壊死性脳症，痙攣重積型（二相性）急性脳症（AESD），可逆性脳梁膨大部病変を有する軽症脳炎・脳症（mild encephalitis/encephalopathy with a reversible splenial lesion；MERS）など，複数の症候群からなる．わが国における急性脳症の患者数は，年間400〜700人と推定される．

急性脳症の病態生理として，①代謝異常（ミトコンドリアのエネルギー産生など），②全身性炎症反応（サイトカインストーム），③興奮毒性（痙攣重積を引き金とする神経細胞死）の3つが主に考えられているが，実際の症例ではこれらのオーバーラップがしばしばみられることから，臨床像や画像所見も複雑になりうる．

AESDは急性脳症の中で最も高頻度（約30〜40％）であり，ヒトヘルペスウイルス6型（32％），インフルエンザウイルス（7％）の頻度が高い．興奮毒性が主な病態と考えられており，神経学的後遺症を高率（約60〜70％）に認める．

第1，2病日のMRIは，拡散強調像を含めて異常を認めない．第3〜9病日には，皮質下白質に拡散強調像で高信号がみられ，bright tree appearanceと呼ばれる[1]．病変は前頭部優位であり，中心前・後回は保たれる（central sparing）．それ以降は，拡散強調像の皮質下白質の高信号は消失し，皮質に高信号を認めることがある．2週以降には脳萎縮が顕在化する．

MRスペクトロスコピー（MRS）では，興奮性神経伝達物質であるグルタミン酸（Glu）・グルタミン複合（Glx）の上昇を認め，興奮毒性による遅発性細胞死がAESDの原因とする説を支持する所見とされる．

鑑別診断

- 乳児期の頭部外傷（虐待を含む）後に，AESDに類似した臨床経過・画像所見を呈することがあり，infantile traumatic brain injury with a biphasic clinical course and late reduced diffusion（TBIRD）と呼ばれる[2]．
- 硬膜下血腫などの外傷所見の有無に注意する．

参考文献

1) Takanashi J, Tada H, Terada H, et al: Excitotoxicity in acute encephalopathy with biphasic seizures and late reduced diffusion. AJNR **30**: 132-135, 2009.
2) Takase N, Igarashi N, Taneichi H, et al: Infantile traumatic brain injury with a biphasic clinical course and late reduced diffusion. J Neurol Sci **390**: 63-66, 2018.

1 中枢神経・脊髄領域

2 急性脳症? 梗塞?

金柿光憲

症例 1歳, 女児. 2日前より発熱および痙攣あり. その後, 左上下肢の痙攣が群発.

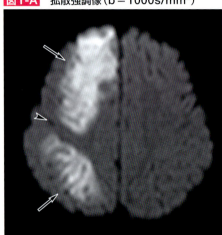

図1-A 拡散強調像（b＝1000s/mm²）

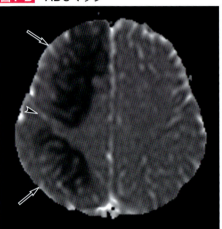

図1-B ADCマップ

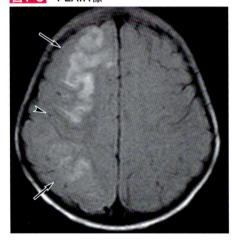

図1-C FLAIR像

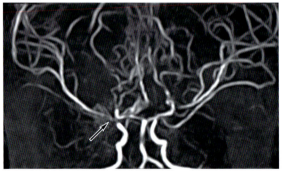

図1-D MRA

（次ページへ続く）

● **本例の画像所見**

図1-A～D：拡散強調像にて右前頭葉および頭頂葉の皮質と皮質下白質に高信号がみられ（図1-A；→），ADCマップで拡散制限を認める（図1-B；→）．FLAIR像でも同部位に高信号を認める（図1-C；→）．これらの画像では中心溝周囲がスペアされており（図1-A～C；▶），一見，急性脳症様にみえるが，頭部MRAでは右内頸動脈終末部に狭窄を認める（図1-D；→）．

図1-E, F：2年後の経過観察のMRIでは，右前頭葉に虚血による瘢痕化がみられる（図1-E；→）．頭部MRAでは，両側内頸動脈終末部の閉塞（図1-F；→）と末梢血管の描出低下がみられ，病

(図1 続き)

図1-E 2年後のFLAIR像

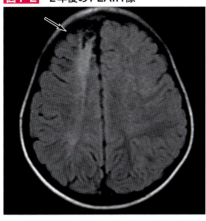

図1-F 2年後のMRA

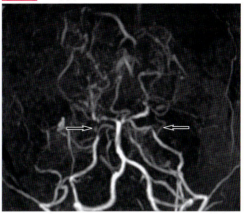

勢の進行を認める．

最終診断 もやもや病
moyamoya disease

疾患概念

もやもや病は，Willis動脈輪，特に前方循環系の内頸動脈～中大脳動脈，前大脳動脈近位部に慢性進行性の狭窄や閉塞を生じ，"もやもや血管"と呼ばれる側副血行路が形成される病態である．狭窄や閉塞は通常両側性に生じるが，片側性でも1/3程度は両側性に移行するため，片側のみでも，もやもや病として認定されるようになった．2011年には，17q.25.3に存在するRNF213（ミステリン）が，もやもや病の疾患感受性遺伝子として同定された．

もやもや病の罹患動脈では，内膜肥厚に伴う内腔の狭小化とともに，その外径も縮小することが報告されている（arterial shrinkage）[1]．2021年のもやもや病診断基準改訂では，①MRAで両側の頭蓋内内頸動脈終末部に狭窄または閉塞がみられる，②heavily T2強調像にて両側の内頸動脈終末部や中大脳動脈水平部に血管外径縮小がみられる，③MRAで脳底部，脳室周囲などに異常血管網がみられる，以上すべての所見が確認された場合には，脳血管造影を省いて，もやもや病と診断してもよいとされる[2]．髄膜軟膜吻合を介する側副血管の遅延した血流は，造影T1強調像で異常増強効果，FLAIR像で高信号に描出される（ivy sign）．

鑑別診断

- もやもや病と類似の画像を呈するが，その原因となる基礎疾患が存在する場合には，"類もやもや病"として区別される．これらの基礎疾患として，自己免疫疾患，髄膜炎，脳腫瘍，Down症候群，von Recklinghausen病，頭部放射線照射の既往が挙げられている[2]．

- 小児例では，Willis動脈輪閉塞の進行により虚血症状で発症することが多いが，頭痛や痙攣発作，不随意運動で発症することもあり，他疾患と誤認されることがある．

- 血管性病変を疑う旨の検査依頼がなければ，MRAが施行されないこともありうるため，血管のflow voidを丁寧に確認することが望ましい．

●●● 参考文献

1) Kaku Y, Morioka M, Ohmori Y, et al: Outer-diameter narrowing of the internal carotid and middle cerebral arteries in moyamoya disease detected on 3D constructive interference in steady-state MR image: Is arterial constrictive remodeling a major pathogenesis? Acta Neurochir（Wien）154: 2151-2157, 2012.
2) 黒田 敏，藤村 幹，髙橋 淳・他：もやもや病診断基準2021年改訂版．脳卒中の外 50: 1-7, 2022.

1 中枢神経・脊髄領域

3 特徴的な画像所見をとらえる

金柿光憲

症例 3か月，女児．頻回の痙攣発作．

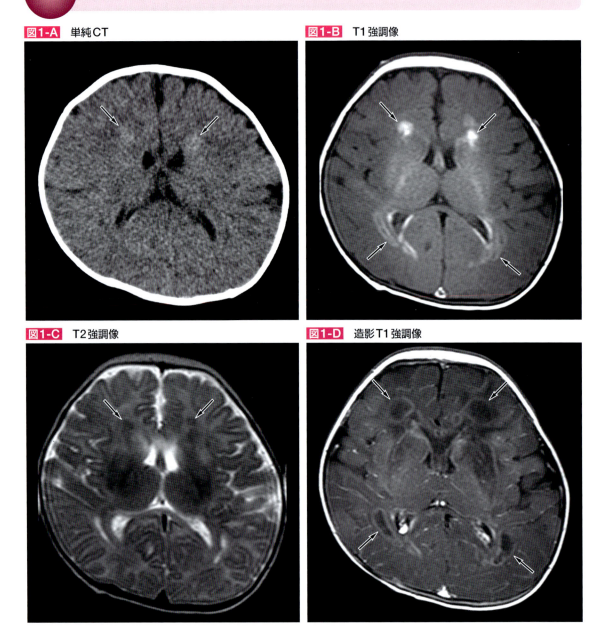

図1-A 単純CT
図1-B T1強調像
図1-C T2強調像
図1-D 造影T1強調像

本例の画像所見

図1-A：単純CTにて，側脳室前角周囲の白質に高吸収域がみられる（→）.

図1-B，C：MRIでは，同部位がT1強調像で高信号（**図1-B**；→），T2強調像で低信号を示している（**図1-C**；→）.

図1-D：造影T1強調像では，病変を取り囲むように増強効果がみられる（→）.

最終診断 Alexander病

Alexander disease

疾患概念

Alexander病は，アストロサイトに蓄積するRosenthal線維と白質の脱髄を病理学的特徴とする稀な遺伝性神経変性疾患である．本疾患患者では，Rosenthal線維が軟膜下や上衣下，灰白質の血管周囲に蓄積する.

臨床症状およびMRI所見より，大脳優位型（1型），延髄・脊髄優位型（2型），中間型（3型）に分類される．2型は常染色体顕性（優性）遺伝形式で家族内発症が約65％にみられるが，1型はほとんどが突然変異とされる．患者の97％に，第17染色体長腕（17q21）に位置するGFAP遺伝子の変異が認められることから，近年では遺伝子検査が確定診断に用いられている.

1型は主に乳幼児期に発症し，痙攣，大頭症，精神運動発達遅滞などがみられる．頭部MRIでは，前頭部優位の広範な大脳白質異常を認める[1].**脳室周囲を縁取るようにT2強調像で低信号，T1強調像で高信号を示す特徴的な信号異常がみられ**，periventricular rimと呼ばれる．基底核や視床に腫脹を伴うT2強調像での高信号がみられることもある．脳室周囲や前頭葉白質，基底核，視床，小脳，脳幹などの病変には，造影効果がみられる[1].

2型は学童期あるいは成人期以降に発症し，筋力低下，痙性麻痺，球症状などを認める．MRIでは，延髄・頚髄の信号異常や萎縮を示す.

鑑別診断

- 代謝産物の蓄積により，病変部がCTで高吸収を示す疾患として，Rosenthal線維の蓄積を来すAlexander病の他に，セレブロシドとサイコシンの蓄積を来すKrabbe病，GMガングリオシドーシスの蓄積を来すGM2ガングリオシドーシスなどがある.

- 小児の白質脳症は多種多様であり，画像診断は困難な場合が多いが，特徴的な所見を呈する場合には，鑑別を絞ることが可能である[2].

●●● 参考文献

1) van der Knaap MS, Naidu S, Breiter SN, et al: Alexander disease: diagnosis with MR imaging. AJNR **22**: 541-552, 2001.
2) Schiffmann R, van der Knaap MS: Invited article: an MRI-based approach to the diagnosis of white matter disorders. Neurology **72**: 750-759, 2009.

1 中枢神経・脊髄領域

4 小児の尿崩症の原因とは？

金柿光憲

症例 10歳，男児．尿崩症．

図1-A 単純CT矢状断再構成像

図1-B T1強調矢状断像

図1-C T2強調像

図1-D 造影T1強調矢状断像

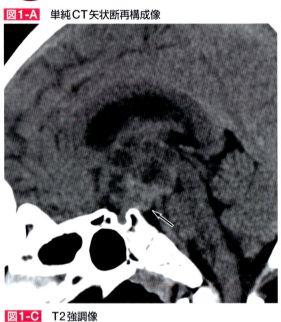
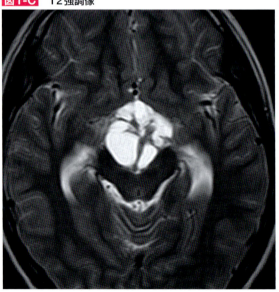
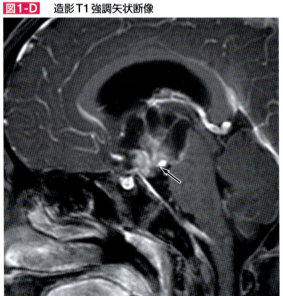

本例の画像所見

図1-A：単純CTでは鞍上部に進展する囊胞性病変を認め，充実成分は高吸収を示している（→）．明らかな石灰化はみられない．

図1-B：T1強調矢状断像では下垂体柄が腫大し（▶），下垂体後葉のT1強調像で高信号が消失している（→）．

図1-C：鞍上部には複数の囊胞構造がみられ，T2強調像で高信号を示している．

図1-D：造影にて，充実成分には強い増強効果を認める（→）．

最終診断　神経下垂体ジャーミノーマ
neurohypophyseal germinoma

疾患概念

中枢神経原発胚細胞腫瘍は始原生殖細胞に由来すると考えられており，①ジャーミノーマ，②（成熟・未熟）奇形腫，③卵黄囊腫瘍，④絨毛癌，⑤胎児性癌の5つの組織型が存在する．うち約70%がジャーミノーマである[1]．

わが国を含めた東アジアに多く，わが国では原発性脳腫瘍の2.7%，小児脳腫瘍の15.3%を占める．思春期に多いが，10歳以下の小児にも発生する．約50%が松果体，30%が神経下垂体である視床下部・下垂体後葉に発生し，その他，基底核などにも好発する．松果体部に発生するジャーミノーマはほとんどが男児だが，視床下部・下垂体後葉では男女ほぼ同程度の頻度である．神経下垂体ジャーミノーマでは，約80～90%の症例で尿崩症を認める．

画像による組織の確定診断は難しく，病理学的組織診断および血清および髄液の腫瘍マーカー（AFP，HCG，β-HCGなど）が確定診断に有用であり，胚細胞腫瘍を疑う典型的な画像と臨床像を呈した場合には，腫瘍マーカーの測定が勧められる．

神経下垂体ジャーミノーマは細胞密度の高さを反映して，単純CTで灰白質に比べ高吸収を呈する．MRIでは，T1強調像で灰白質と等信号，T2強調像で等～高信号を呈する例が多く，一般に均一で強い増強効果を示す．腫瘍が鞍内へ進展すると，下垂体前葉は前方あるいは下方に偏位する．鞍上部に大きく進展した例や脳実質への浸潤がみられる例では，しばしば囊胞形成を伴う．高率に尿崩症を合併することを反映して，**T1強調矢状断像で下垂体後葉の高信号が消失する**[2]．

鑑別診断

- 小児の尿崩症を伴う視床下部・下垂体病変の鑑別は，ジャーミノーマ以外に，**Langerhans細胞組織球症（Langerhans cell histiocytosis；LCH）** や**リンパ球性下垂体炎**が挙げられる．これらは初期には画像が類似しており，MRIのみでの鑑別は困難な場合があるが，LCHでは骨病変や皮膚病変を伴うことがある．

- 尿崩症の初発時には，MRIで下垂体後葉のT1強調像での高信号が消失しているだけであっても，**数年の経過で腫瘍が顕在化することがあるため，小児の尿崩症では慎重にMRIで経過観察を行うことが大切である**．

●●● 参考文献

1) 日本脳腫瘍学会：中枢神経原発胚細胞腫瘍（CNS germ cell tumor）診療ガイドライン．2021年版脳腫瘍診療ガイドライン，小児脳腫瘍編．available at: https://www.jsn-o.com/guideline2021/gct2021.html

2) Kanagaki M, Miki Y, Takahashi JA, et al: MRI and CT findings of neurohypophyseal germinoma. Eur J Radiol **49**: 204-211, 2004.

1 中枢神経・脊髄領域

5 変遷する疾患概念をアップデートする

金柿光憲

症例 10歳，男児．両側眼球運動障害，腱反射亢進，尿閉．

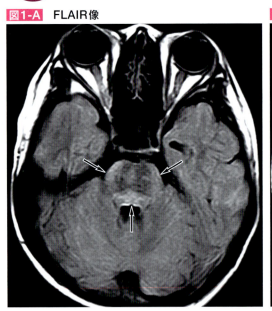

図1-A　FLAIR像

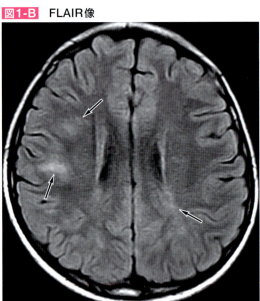

図1-B　FLAIR像

図1-C　T2強調矢状断像

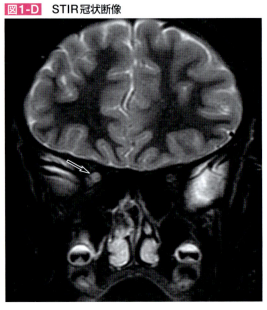

図1-D　STIR冠状断像

本例の画像所見

図1-A：FLAIR像にて，橋に高信号域を認める（→）.

図1-B：両側大脳半球の白質にも，非対称性のFLAIR高信号域が多発している（→）.

図1-C：頸髄には，T2強調像で3椎体レベルを超える高信号域が認められる（→）.

図1-D：STIR冠状断像では右視神経が腫大し，高信号を呈しており（→），視神経炎の所見である.

最終診断　MOG抗体関連疾患
MOG antibody-associated disease（MOGAD）

疾患概念

MOG抗体関連疾患（MOGAD）は，視神経炎や脊髄炎，急性散在性脳脊髄炎（acute disseminated encephalomyelitis；ADEM），脳幹脳炎，大脳皮質脳炎など，多彩な症状を呈する炎症性脱髄疾患のひとつである[1]. 髄鞘構成蛋白のひとつであるmyelin oligodendrocyte glycoprotein（MOG）に対する自己抗体を有する. 成人では中枢神経炎症性脱髄疾患の1.2〜6.5%と推定されているが，小児では40%を占めるとされる. 男女比はほぼ同等で，発症年齢は小児と30歳前後の2峰性とされる.

小児ではADEMで発症することが多く，小児の70%では単相性の経過をとる. **小児ADEMの半数以上にMOG抗体が検出**されることから，小児の視神経炎やADEMでは，MOGのスクリーニング検査が推奨される. ADEMは単一の疾患ではなく症候群と考えられており，近年では，MOG抗体陽性例はADEMから除外される傾向にある.

ADEMとして発症した場合には，大脳白質を中心としてT2強調像の高信号域が両側性かつ非対称性に多発する. 病変は白質だけでなく，しばしば視床・大脳基底核などの灰白質にもみられる. 病初期には，様々な程度の造影効果を認める. 小児のMOGADでは小脳病変が高率に認められる.

視神経炎は経過で80%に認められるとされ，40%程度で両側の視神経が同時に障害される. MRIにおける視神経病変は視神経前方の障害が強く，視神経周囲に淡いT2強調像での信号上昇を認めることもある.

脊髄炎は経過で50%に認められるが，必ずしも縦方向の長大な病変（long cord lesion）を呈するとは限らない. 灰白質に限局し，横断像ではH型の病変を呈することがある（H sign）.

鑑別診断

- 多彩な病態を反映して，鑑別すべき疾患としては，多発性硬化症やneuromyelitis optica spectrum disorders（NMOSD）の他に，感染症，血管障害，血管炎・自己免疫性疾患などが挙げられる. 大脳病変，脊髄病変，視神経病変の分布が鑑別に重要だが，初発時にこれらがそろっているとは限らない.

- 中枢神経系炎症性脱髄疾患は疾患概念そのものが大きく変遷している領域であり，各種ガイドラインなどを通じて，これらの疾患概念や推奨撮像法，画像所見をアップデートしておくことが望ましい[2].

●●● 参考文献

1) Banwell B, Bennett JL, Marignier R, et al: Diagnosis of myelin oligodendrocyte glycoprotein anti-bodyassociated disease: international MOGAD panel proposed criteria. Lancet Neurol **22**: 268-282, 2023.

2) 「多発性硬化症・視神経脊髄炎スペクトラム障害診療ガイドライン」作成委員会（編），日本神経学会（監）；多発性硬化症・視神経脊髄炎スペクトラム障害診療ガイドライン2023. 医学書院, 2023.

1 中枢神経・脊髄領域

6 代謝性脳症の画像を知る

金柿光憲

症例 1歳，男児．3日前から嘔吐，2日前から下痢あり．就寝中に強直性痙攣があり，救急要請された．血液検査：NH_3 950（正常3〜40）$\mu g/dL$．

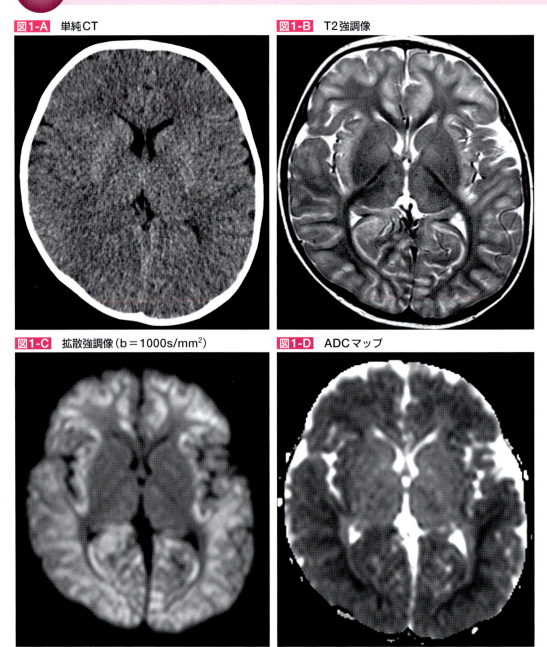

図1-A 単純CT
図1-B T2強調像
図1-C 拡散強調像（b＝1000s/mm²）
図1-D ADCマップ

本例の画像所見と経過

図1-A：単純CTでは脳腫脹がみられ，大脳皮質と白質とのコントラストが不明瞭化している．

図1-B：T2強調像では，島皮質を含めて大脳皮質にびまん性の高信号が広がっている．

図1-C, D：拡散強調像では大脳皮質がびまん性に高信号を示しており（**図1-C**），ADCマップでは，皮質〜皮質下白質を主体に拡散制限が認められる（**図1-D**）．

尿中有機酸分析により尿中オロト酸高値が確認され，OTC欠損症と診断された．

最終診断 オルニチントランスカルバミラーゼ（OTC）欠損症
ornithine transcarbamylase (OTC) deficiency

疾患概念

急性脳症は様々な要因で起こるが，先天代謝異常症でもしばしばみられる．これらは代謝性脳症（metabolic encephalopathy）と呼ばれ，**高アンモニア血症やアミノ酸代謝異常症，有機酸代謝異常症，脂肪酸代謝異常症，ミトコンドリア病**などが含まれる[1]．小児において，高アンモニア血症を呈する先天代謝異常症には，**尿素サイクル異常症，有機酸代謝異常症，脂肪酸代謝異常症，ミトコンドリア病**などがある．これらによる急性脳症はReye症様候群とも呼ばれるが，病態・原因が明らかになるにつれ，疾患名としてReye様症候群をつける意義は薄れつつある．

尿素サイクル異常症は，尿素サイクル構成酵素の遺伝的機能障害により高アンモニア血症を呈す

る．尿素サイクルにかかわる酵素のひとつとしてオルニチントランスカルバミラーゼ（OTC）があり，本酵素の欠損によりOTC欠損症が発症する．

OTC欠損症はX連鎖遺伝であり，尿素サイクル異常症の中では最多で，約8万人に1人の頻度とされる．男児は新生児期に高アンモニア血症を呈する．遅発発症型では異化の亢進となる感染などを契機に脳症を呈する．

高アンモニア血症性脳症を反映して，**遅発型では帯状回，島皮質を含む広範な大脳皮質に拡散強調像で高信号を認める**．基底核や中心溝周囲，後頭葉は保たれる傾向にある．新生児型では基底核や中心溝周囲に病変がみられ，その時期の活発な代謝活性を反映しているものと推測されている[2]．

鑑別診断

- 鑑別診断には，『疾患概念』の項に記載した各種の代謝性脳症が挙げられる．

- 重症小児疾患も適切な治療により成人期まで生活できるようになり，一般病院の放射線科医も小児神経疾患をみる機会が増えている．先天代謝異常症の中には，代謝救急が必要になる疾患が多く含まれており，初診時に鑑別診断と同時に治療を開始する必要がある

- 画像から先天性代謝異常症による急性脳症を疑うことで，血液検査や尿検査を実施し，原因検索につなげていくことが重要である．

●●● 参考文献

1) 日本先天代謝異常学会（編）；新生児マススクリーニング対象疾患等診療ガイドライン2019. 診断と治療社, 2019.

2) Takanashi J, Barkovich AJ, Cheng SF, et al: Brain MR imaging in acute hyperammonemic encephalopathy arising from late-onset ornithine transcarbamylase deficiency. AJNR **24**: 390-393, 2003.

1 中枢神経・脊髄領域

7 中枢神経病変を伴う全身性疾患

金柿光憲

症例1 8歳，男児．てんかん．心臓腫瘍（心横紋筋腫疑い）にて経過観察中．

図1-A　単純CT
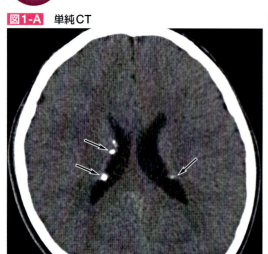

図1-B　FLAIR像
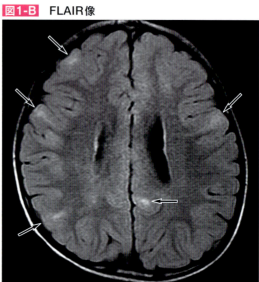

症例2 20歳台，男性．てんかんにて長期加療中．両腎の血管筋脂肪腫破裂に対して，腎動脈塞栓療法（TAE）の既往あり．

図2-A　単純CT
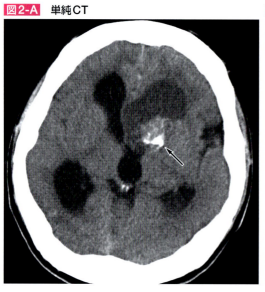

図2-B　造影T1強調像
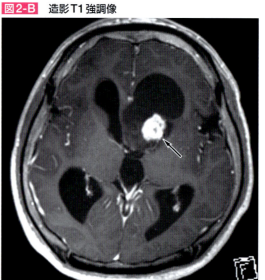

本例の画像所見

症例1（図1）：単純CTでは，側脳室上衣下に複数の石灰化結節を認める（図1-A；→）．FLAIR像では，大脳皮質および皮質下に複数の高信号域がみられる（図1-B；→）．

最終診断 結節性硬化症に伴う上衣下結節および皮質結節
subependymal nodules and cortical tuber with tuberous sclerosis complex（TSC）

症例2（図2）：単純CTにて，左側脳室のMonro孔近傍に粗大な石灰化を伴う腫瘤を認め（図2-A；→），水頭症を呈している．造影T1強調像では，充実成分が強い増強効果を示している（図2-B；→）．

最終診断 結節性硬化症に合併した上衣下巨細胞性星細胞腫
subependymal giant cell astrocytoma（SEGA）associated with TSC

疾患概念

結節性硬化症（TSC）は，*TSC1*・*TSC2*遺伝子の変異により多臓器に過誤組織・過誤腫が発生する神経皮膚症候群である．発生頻度は6000人に1人とされる．遺伝形式は常染色体顕性（優性）遺伝だが，患者の2/3〜3/4は孤発例である．臓器ごとに病変や症状が出現する時期が異なり，胎児・新生児期は心横紋筋腫，幼児期〜学童期はてんかんや顔面血管線維腫，思春期からは腎血管筋脂肪腫，上衣下巨細胞性星細胞腫（subependymal giant cell astrocytoma；SEGA），成人期から女性では肺リンパ脈管平滑筋腫が発生する．これらの発生時期に応じた適切な画像検査が求められる[1]．

SEGAはTSC患者の5〜20%程度に発生し，幼児期〜学童期に発見されることが多い．増大は25歳までとされている．治療薬として，mTOR阻害薬の有効性が示されている．SEGAはMonro孔近傍に10mm以上の境界明瞭な腫瘤を呈し，T1強調像では低信号，T2強調像では高信号を示すことが多く，充実性部分は強く造影される．石灰化は高率にみられる．WHO分類でgrade Iの良性腫瘍であり，全摘出術が施行されれば，予後はきわめて良好である．閉塞性水頭症を起こしうるため，小児期のTSC患者は，SEGAがなくとも新規発生の検索のために，1〜3年に1回以上のMRIでの経過観察が推奨される[1]．

上衣下結節はTSCの90%に認め，側脳室上衣下に認められる．大きさは10mm以下であり，造影効果や増大はみられない．初期には石灰化はみられないが，成長につれて石灰化を来す．

大脳皮質結節はTSCに合併する脳病変であり，大脳皮質に結節を形成する．結節の皮質下白質はT2強調像で高信号域を示し，深部に向かう放射状神経細胞移動線を認めることがある．腫瘍性に増大することはないが，てんかん原性を伴うことがある．

鑑別診断

- Monro孔近傍にみられる若年者の脳室内腫瘍の鑑別診断として，中枢性神経細胞腫，脈絡叢乳頭腫/乳頭癌，上衣腫，胚細胞性腫瘍などが挙げられるが，SEGAはTSC患者に特異的に発生する．

●●● 参考文献

1) Northrup H, Aronow ME, Bebin EM, et al; International Tuberous Sclerosis Complex Consensus Group: Updated international tuberous sclerosis complex diagnostic criteria and surveillance and management recommendations. Pediatr Neurol **123**: 50-66, 2021.

1 中枢神経・脊髄領域

8 AHT or not AHT？ That is the question.

金柿光憲

症例 生後3か月，男児．抱っこをしていた時に，50cmほどの高さから誤って落としたとの説明あり．その後，意識状態が悪化したため，救急搬送された．多発性・多層性の眼底出血あり．

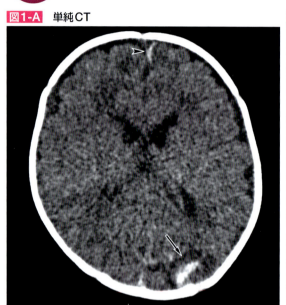

図1-A 単純CT
図1-B 単純CT冠状断像

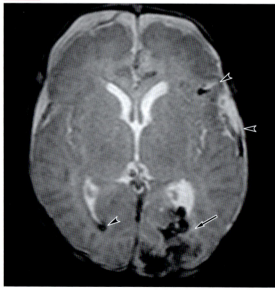
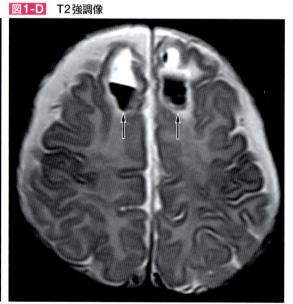

図1-C T2*強調像
図1-D T2強調像

本例の画像所見

図1-A, B：単純CTで，両側大脳半球の円蓋部や大脳半球間裂に少量の急性硬膜下血腫を認める（►）．左後頭葉や左側頭葉には，脳実質内に出血がみられる（→）．

図1-C：T2*強調像では，左後頭葉に出血を認め（→），脳室内やくも膜下腔にも出血による低信号を認める（►）．

図1-D：T2強調像では，両側前頭葉の皮質下にfluid levelを伴う出血性病変がみられ（→），脳実質裂傷と判断される．

最終診断 虐待による乳幼児頭部外傷の疑い suspect of abusive head trauma in infants and children（AHT）

疾患概念

虐待による乳幼児頭部外傷（AHT）は，"5歳未満の子どもの頭部に鈍的外力や激しい揺さぶり，またはその両方が意図的に加えられたことで頭蓋骨や頭蓋内に生じる損傷"と定義されている[1]．以前は，乳幼児揺さぶられ症候群（shaken baby syndrome；SBS）という用語が用いられていたが，揺さぶりはAHTの一部分にすぎないことから，現在は原則として用いないことが推奨されている．

典型例では，硬膜下血腫・網膜出血・脳実質異常所見（脳挫傷・軸索損傷・脳実質裂傷・脳内出血など）を認める[2]．また，種々の程度の体表外傷や肋骨骨折，四肢骨損傷を伴うことがあり，『画像診断ガイドライン2021年版』では，身体的虐待を受けた2歳未満の小児に対し，全身骨X線撮影が推奨されている[3]．AHTに伴う硬膜下血腫は多発する傾向があり，円蓋部や大脳半球間裂部・小脳テント部などにみられることが多い．網膜出血は多発性・多層性にみられる傾向がある．

脳実質裂傷は，髄鞘化の未発達な乳幼児の脳に剪断応力が作用した結果生じる白質中心の裂傷であり，前頭葉や側頭葉の皮質下白質など髄鞘化が生理的に遅い領域に好発する．出血を伴う線状～嚢胞状の裂隙として認められ，一定以上の強い外力が加わったことを示す重要な所見である．

画像所見のみから事件性の判断を行うことは容易ではないが，受傷の経緯が不明であったり，損傷の重症度に見合わない場合には，虐待の可能性が高まることになる．現在，AHTの診断や治療は複数の関連診療科のチーム医療で行われており，放射線科医が加わることで客観性や妥当性のある画像の解釈が求められる．

鑑別診断

- 子どもの転倒や低所からの転落などの低エネルギー外力による事故でも硬膜下血腫を来すことが知られており，中村Ⅰ型の硬膜下血腫と呼ばれる[4]．リスク要因として，脳実質外腔の生理的拡大（良性くも膜下腔拡大）が指摘されている．ただし，硬膜下血腫が確認された乳幼児の半数程度に，虐待の可能性を示唆する頭部以外の損傷を伴うことから，良性くも膜下腔拡大を根拠にAHTを否定することは困難である．

- 分娩時損傷に伴う急性硬膜下血腫は大脳後部や後頭蓋窩に限局し，ほとんどが生後4週間以内に消失する．

●●● 参考文献

1) 日本小児科学会：虐待による乳幼児頭部外傷（Abusive Head Trauma in Infants and Children）に対する日本小児科学会の見解．2020．available at: https://www.jpeds.or.jp/modules/guidelines/index.php?content_id=121

2) Kleinman PK（編），小熊栄二（監）；子ども虐待の画像診断—エビデンスに基づく医学診断と調査・捜査のために—．明石書店，p.365-525, 2016.

3) 日本医学放射線学会（編）；10小児．BQ86 子ども虐待の診断において単純X線写真による全身骨撮影は推奨されるか？画像診断ガイドライン2021年版 第3版．金原出版，p.509-512, 2021.

4) Aoki N, Masuzawa H: Infantile acute subdural hematoma. Clinical analysis of 26 cases. J Neurosurg **61**: 273-280, 1984.

1 中枢神経・脊髄領域

9 特徴的な臨床症状から病変を推測する

金柿光憲

症例 10歳，男児．9歳時から二次性徴が出現．血液検査にて，ゴナドトロピン依存性の思春期早発症が疑われた．

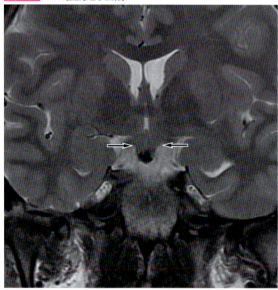

図1-A　T2強調冠状断像

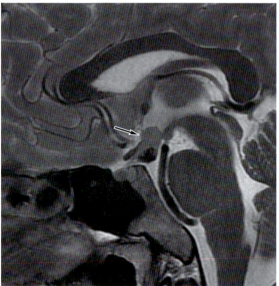

図1-B　T2強調矢状断像

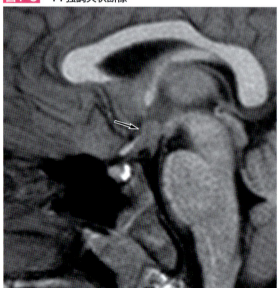

図1-C　T1強調矢状断像

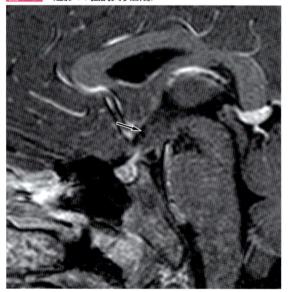

図1-D　造影T1強調矢状断像

本例の画像所見と経過

図1-A～C：視床下部～第三脳室に突出する腫瘤がみられ，T2強調像（**図1-A, B**）およびT1強調像（**図1-C**）で実質部は灰白質と等信号を示している（→）．

図1-D：造影にて腫瘤に増強効果は認められない（→）．

その後，7年の経過観察で，病変に経時変化はみられなかった．

最終診断 視床下部過誤腫
hypothalamic hamartoma

疾患概念

視床下部過誤腫は，視床下部の神経細胞とグリア細胞が第三脳室底部から結節状に突出した先天性の形成異常であり，病理学的には灰白質と類似する．真の意味での腫瘍性病変ではない．小児期に，笑い発作や思春期早発症，頭痛，視力障害などで発症することが多い．

形態的には，①視床下部に限局する無茎性のタイプ（sessile type）と，②灰白隆起～鞍上槽に突出する有茎性のタイプ（pedunculated type）がある[1]．

① 無茎性のタイプは部分てんかん（笑い発作など）で発症し，薬物に抵抗性である．手術は，てんかんのコントロールに有効である．
② 有茎性のタイプはゴナドトロピン放出ホルモン（gonadotropin releasing hormone；GnRH）を分泌し，思春期早発症で発症する．手術で比較的安全に摘出されるが，内分泌異常がしばしば残存するため，GnRHアナログによるホルモン療法が試みられる．合併奇形として，脳梁無形成，眼奇形，異所性灰白質などがみられることがある．

典型例では，**すべての撮像法で灰白質と等信号を示し，造影効果はみられない**．T2強調像では軽度高信号を示すこともある．サイズの大きなものは，変性や出血などにより不均一な信号を示すことがあり，神経膠腫との鑑別が難しくなる．病変が比較的小さな場合には，通常の検査で検出できないことがあるため，**特徴的な症候（笑い発作，思春期早発症）がみられる場合には，視床下部付近を丁寧に検索する必要がある**．

鑑別診断

- **視神経・視床下部神経膠腫（optico-hypothalamic glioma）**：約2/3は病理学的に良性の毛様細胞性星細胞腫（pilocytic astrocytoma, WHO grade Ⅰ）であり，神経線維腫症1型（neurofibromatosis type 1；NF1）の家族歴を有する症例が約20～50％で認められる．T1強調像で低信号，T2強調像で著明な高信号を呈し，充実部分は通常，著明な造影効果を示す．出血や石灰化は稀である．

- **interhypothalamic adhesion**：第三脳室の前下方を左右に横切って視床下部をつなぐ帯状の構造物であり，視床間橋（interthalamic adhesion）に類似する[2]．MRIでは灰白質と等信号を示し，増強効果はみられない．偶発的にみつかることが多いが，脳梁低形成や大脳鎌低形成などのその他の正中奇形を合併することがある．

●●● 参考文献

1) Boyko OB, Curnes JT, Oakes WJ, et al: Hamartomas of the tuber cinereum: CT, MR, and pathologic findings. AJNR **12**: 309-314, 1991.
2) Whitehead MT, Vezina G: Interhypothalamic adhesion: a series of 13 cases. AJNR **35**: 2002-2006, 2014.

1 中枢神経・脊髄領域

10 適切な撮像法を選択する

金柿光憲

症例 3歳，女児．転倒で後頭部を打撲後，嘔吐および傾眠が出現．診察で左上下肢の不全麻痺を認めた．母親に片頭痛の既往歴あり．

図1-A 拡散強調像（b＝1000s/mm²）

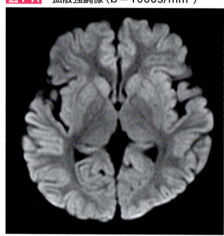

図1-B FLAIR像

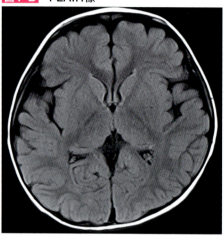

図1-C 磁化率強調像

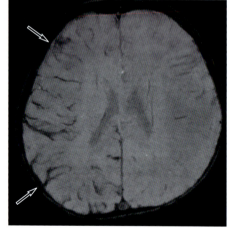

図1-D 頭部MRA

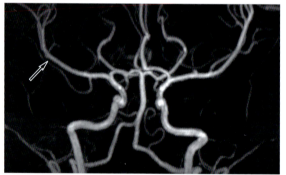

（次ページへ続く）

● 本例の画像所見と経過

図1-A，B：拡散強調像およびFLAIR像では，明らかな異常信号は指摘されない．

図1-C：磁化率強調像で右大脳半球の静脈描出が亢進している（→）．

図1-D：頭部MRAでは，右中大脳動脈の描出が対側に比べて軽度減弱している（→）．

図1-E：磁化率強調像およびMRAの所見から，arterial spin labeling（ASL）を追加撮像したところ，右大脳半球に広汎な灌流低下を認めた（→）．

図1-F：T1強調矢状断像にて，小脳上面に萎縮を認める（→）．

これらの画像所見から，*CACNA1A*遺伝子変異

(図1　続き)

図1-E　ASL

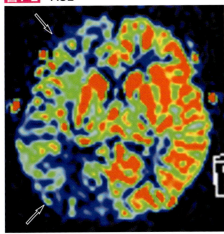

図1-F　T1強調矢状断像

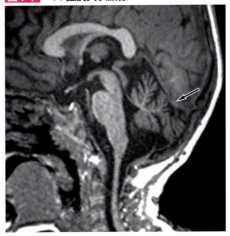

による片麻痺性片頭痛および脊髄小脳失調症6型が疑われた．遺伝子検査が施行され，*CACNA1A*遺伝子変異が確認された．

> **最終診断** *CACNA1A*遺伝子変異による家族性片麻痺性片頭痛1型と脊髄小脳失調症6型
> familial hemiplegic migraine type 1 and spinocerebellar ataxia type 6 with mutations in the *CACNA1A*

疾患概念

　片麻痺性片頭痛は片頭痛の特殊な1亜型であり，片側性の運動麻痺（脱力）を含む前兆のある片頭痛と定義される．孤発性と家族性［常染色体性顕性（優性）］があるが，家族性では1〜3型まで報告されており，それぞれ*CACNA1A*, *ATP1A2*, *SCN1A*遺伝子の変異が原因である．*CACNA1A*変異によるその他の病態として，脊髄小脳失調症6型（SCA6）や反復発作性運動失調症2型などがあり，それぞれの合併を認めることがある．

　T2強調像では，皮質が高信号を示す場合や，異常がみられない場合がある．拡散強調像では異常信号を認めない．MRAでは，前兆期に血管攣縮を反映したTOF（time of flight）効果の減弱がみられる．**局所脳血流の低下を反映して，ASLでは片側半球の低灌流を示し，磁化率強調像ではデオキシヘモグロビンの増加による静脈描出の増強がみられる**．これに対し，頭痛期には血管径は正常化もしくは拡張を示し，脳血流は改善もしくは増加する[1]．

診断のポイント

- ASLは，頸部の血管にRF（ラジオ波）照射を行い，血液のスピンを反転させてトレーサとして利用する非造影の脳灌流撮像法である．脳虚血範囲の把握や，てんかんなどの活動性の観察に有用である．

- 磁化率強調像は，T2*強調像に位相情報を加えて組織の磁化率の差異を鋭敏に強調した撮像法であり，脳静脈や出血，鉄，石灰化などを低信号として高精細に描出することができる．

- 病態によっては，ルーチン撮像では異常が検出しがたい場合があるため，放射線科医は検査依頼内容に応じて適切な撮像プロトコールを選択するとともに，症例ごとに適切な撮像法を追加することが望まれる．

●●● 参考文献

1) Cobb-Pitstick KM, Munjal N, Safier R, et al: Time course of cerebral perfusion changes in children with migraine with aura mimicking stroke. AJNR **39**: 1751-1755, 2018.

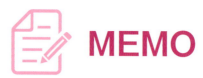

2

頭頸部領域

11 空気混入を伴う新生児の頸部囊胞性腫瘤

12 前頸部の囊胞性病変

13 後咽頭間隙の浮腫

14 特徴的な点状高エコーを含む前頸三角や甲状腺の低エコー腫瘤

15 小児の副鼻腔粘膜肥厚は副鼻腔炎なのか？

2 頭頸部領域

11 空気混入を伴う新生児の頸部嚢胞性腫瘤

藤川あつ子

症例 出生1日目，女児．呼吸障害のため，産院から搬送された．ベッドサイド超音波検査で頸部嚢胞性腫瘤が認められた．妊娠中に異常所見は認められていない．

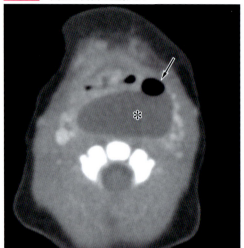

図1-A 出生4日目の造影CT

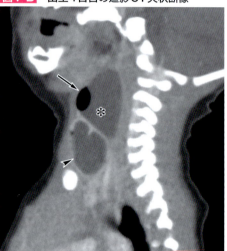

図1-B 出生4日目の造影CT矢状断像

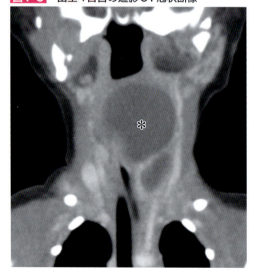

図1-C 出生4日目の造影CT冠状断像

● **本例の画像所見**

図1-A〜C：造影CTで後咽頭間隙に空気（図1-A, B；→）を含む嚢胞性病変（＊）が認められ，嚢胞は甲状腺左葉上部に接するように左前側にも張り出している（図1-B；▶）．空気濃度を含む嚢胞性病変であり，咽頭腔との連続が示唆される所見である．甲状腺左葉近傍にも病変が分布しており，左優位の分布ととらえられる．

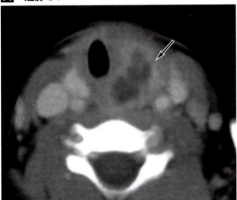

A 造影CT

●●● 参考症例 ●●●
図2 4歳，女児　左梨状窩瘻による化膿性甲状腺炎
A：甲状腺左葉に内部造影不良域があり（→），膿瘍形成の所見である．
B：同部には不均一エコーを呈する腫脹があり（→），膿瘍と考えられる内部流動性が確認された．
C：抗菌薬治療後の超音波像では，膿瘍のあった部位に空気（▶）が出現しており，梨状窩瘻からの混入が示唆された．

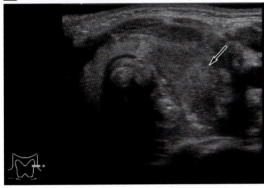

B 甲状腺左葉の超音波像

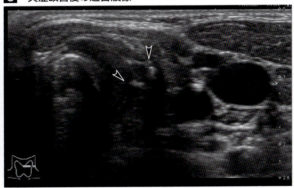

C 炎症改善後の超音波像

最終診断 梨状窩瘻・嚢胞
pyriform sinus cyst and fistula

鑑別診断

- 新生児期の後咽頭間隙嚢胞性病変の鑑別としては，囊胞変性した神経芽腫，リンパ管奇形，異所性胸腺囊胞などが挙がる．
- 内部に空気が確認できれば，梨状窩瘻由来の病変を疑う有用な所見となる．
- その他にも，左側優位の分布は参考になるが，囊胞が大きいと対側まで張り出すことがあるのと，右側発生の可能性もあるため，絶対的な所見ではない．

　下咽頭梨状窩瘻は主に第四鰓裂遺残由来の先天性内瘻であり[1]，新生児期における主要な症状は頸部囊胞と呼吸困難・喘鳴で，後咽頭間隙へ張り出す大きな囊胞性病変を形成することがある．幼児期以降の病態は，主に再発性頸部膿瘍や化膿性甲状腺炎である[2]．いずれの病変内にも，梨状窩を介して咽頭腔と連続する影響で空気がしばしば混在する．空気の存在は咽頭からの連続性を示唆することから，診断的な所見となる．化膿性病態の場合，炎症の急性期には瘻孔が組織浮腫により閉塞し，空気が確認できないことがある（参考症例：図2）．そのため，下咽頭造影にて瘻孔を検出する時期は，炎症のないタイミングでの評価が推奨される[2]．

●●● 参考文献

1) Koch BL, Hamilton BE, Hudgins PA, et al: 4th branchial cleft cyst. *In* Diagnostic imaging: head and neck, 3rd ed. Elsevier, p.610-613, 2017.
2) Li L, Zhao DJH, Yao TY, et al: Imaging findings in neonates with congenital pyriform sinus fistula: a retrospective study of 45 cases. Front Pediatr **9**: 721128, 2021.

2 頭頸部領域

12 前頸部の囊胞性病変

藤川あつ子

> **症例** 2歳，女児．前頸部腫脹，超音波検査で囊胞性病変が確認された．

図1-A T2強調3D MIP再構成矢状断像

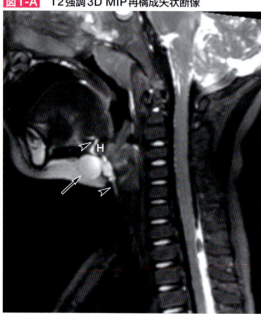

図1-B T2強調像（舌骨上レベル）

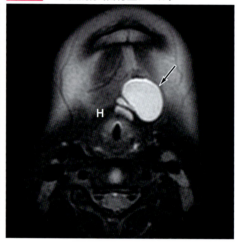

図1-C T2強調像（舌骨下レベル）

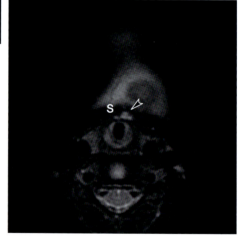

● 本例の画像所見

図1-A：T2強調3D MIP再構成矢状断像では，舌骨（H）前面に囊胞性病変が左正中に張り出すように存在し（→），その上下に管状構造が分布している（▻）．

図1-B：舌骨上レベルでは，舌骨（H）前面を走り頭側には舌内へ連続している（→）．

図1-C：舌骨背側にも管状構造は分布した後（▻），前頸筋群（S）よりも深い位置を尾側へ連続する．甲状舌管の走行に一致しており，甲状舌管囊胞と診断できる．

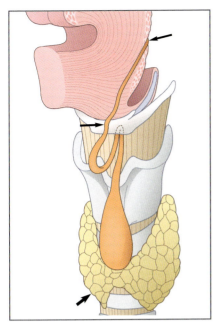

図2 甲状舌管嚢胞の走行位置のシェーマ
舌盲孔から舌内を走行（→），舌骨を前側からまわり込み，気管前の前頸部へ至る（➡）．

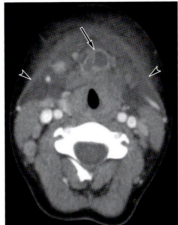 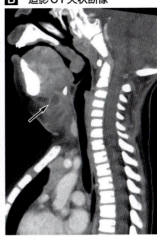

●●●参考症例●●●
図3 3歳，男児　舌骨部の甲状舌管嚢胞感染
A，B：舌骨前側に壁の厚い嚢胞性病変がみられ（→），感染合併した甲状舌管嚢胞である．周囲に炎症波及し，組織の浮腫がみられる（A；➤）．一見すると，オトガイ部の化膿性リンパ節炎との鑑別が難しい．壁肥厚した嚢胞が，内部壊死をしたリンパ節にしては壁の厚みが均一である点が，より甲状舌管嚢胞由来の病態を示唆する．甲状舌管内には異所性甲状腺が存在する場合があり，強い造影効果や高吸収の軟部組織としてみられる．舌盲孔レベルに異所性甲状腺がある場合では，高頻度で正常位置に甲状腺が欠損する．

最終診断　甲状舌管嚢胞
thyroglossal duct cyst

疾患概念

　甲状舌管嚢胞は正中頸嚢胞とも呼ばれ，甲状腺が発生段階で舌根部の舌盲孔から気管前まで下降する経路で生じる遺残嚢胞である．**最も頻度の高い先天性頸部病変である．病変は舌骨上領域では正中に分布し，舌骨レベルより尾側では正中または傍正中に位置する．**分布の頻度は舌骨上領域が約20～25％，舌骨レベルが約50％，そして舌骨下領域においては約25％とされている．舌骨下のレベルでは胸骨舌骨筋，肩甲舌骨筋などの前頸筋群より深部を走行する（図2）．

　甲状舌管嚢胞は時に感染を起こし，この際には壁の造影効果がみられることがある（参考症例：図3）．感染で瘻孔を形成すると病変が表層に分布し，その他の感染性病態との鑑別が難しくなることがある[1]．

鑑別診断

- 甲状舌管が舌骨前を通過した後，いったん舌骨の裏にまわり舌骨下で前頸筋群より深部を走行する点が，他疾患と鑑別する上で有用である．
- 舌骨上では，ガマ腫やdermoid cyst, epidermoid cyst，舌骨部以下レベルでは，laryngoceleなどが鑑別に挙がる．
- 感染合併すると病変部位の特定が難しくなり，時に鑑別が困難となる．

●●●参考文献

1) Koch BL, Hamilton BE, Hudgins PA, et al: Thyroglossal duct cyst. *In* Diagnostic imaging: head and neck, 3rd ed. Elsevier, p.590-593, 2017.

2 頭頸部領域

13 後咽頭間隙の浮腫

藤川あつ子

症例　3歳，男児．3日間続く39℃台の発熱と左頸部痛，頸部可動制限が生じた．白血球数24700/mL，CRP 6.79mg/dL，LDH 648U/L，AST 40U/L，ALT 16U/L．3日間のセフェム系抗菌薬による治療を行うも症状改善が得られず，造影CTと超音波検査を施行．

図1-A　造影CT
図1-B　造影CT

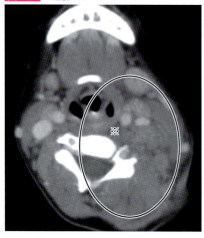
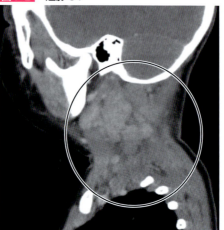

図1-C　左側頸部の超音波長軸像

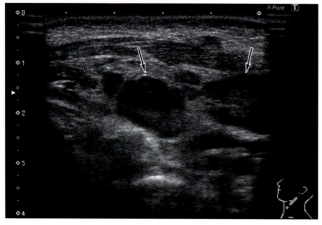

● 本例の画像所見と経過

図1-A, B：造影CTでは，左レベルII，III，V領域の多発リンパ節腫脹と周囲脂肪織濃度上昇を認める（○印）．後咽頭間隙には，周囲に造影効果を呈さない低吸収域が認められており（**図1-A**：※），浮腫を考える．

図1-C：頸部リンパ節には超音波検査でも内部壊死はなく，周囲組織は浮腫を示す高エコー域となっている（→）．

後咽頭間隙の浮腫と，周囲に強い組織浮腫を伴うリンパ節腫大が多発している所見は，川崎病由来の変化が疑われる．

翌日に眼球結膜充血，口唇発赤，冠動脈拡張が確

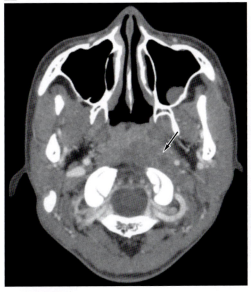
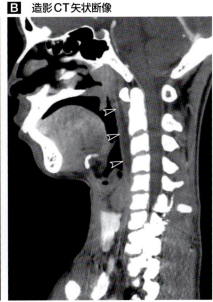

A 造影CT　**B** 造影CT矢状断像

●●●参考症例●●●
図2 10歳台前半，男児　咽頭後リンパ節の化膿性リンパ節炎と後咽頭間隙浮腫
A，B：左咽頭後リンパ節には内部壊死を伴う腫脹がみられ（**A**；→），周囲の後咽頭間隙に浮腫性変化がみられている（**B**；▷）．後咽頭間隙浮腫は様々な病態でみられるので，全体像と併せて，川崎病の可能性があるかを判断する必要がある．

認され，川崎病と診断された．

最終診断 川崎病　Kawasaki disease

疾患概念

　川崎病は，1歳前後の乳児に好発する原因不明の中型動脈を主体とする全身性の血管炎症候群であり，特異的な診断方法はない．わが国では，『川崎病診断の手引き』[1]に準じた診断基準の組み合わせで診断がなされている．主要症状の中に含まれる非化膿性頸部リンパ節腫脹は，年少児では約65％，3歳以上では約90％にみられ，初発症状になることも多い．**発熱と頸部リンパ節腫脹が持続する場合には，川崎病の可能性を積極的に疑うべきある．**これは，診断症状がそろわない不全型は冠動脈後遺症を合併しやすく，早期の診断と適切な初期治療開始が求められているためである[2]．

　リンパ節腫脹は**両側性も片側性のこともあり，造影不良域を伴うものや均一なものもある**．後咽頭間隙の浮腫は血管炎に由来する蜂窩織炎からの浮腫が考えられているが，リンパ節炎の周囲組織も浮腫性変化が強いことが多く，同様の病態がみられているものと考えられる．

鑑別診断

- 化膿性リンパ節炎（参考症例：図2），反応性リンパ節，咽後膿瘍など．
- 咽後膿瘍との鑑別は，後咽頭間隙周囲の造影効果がない点である．
- 咽頭後リンパ節炎による後咽頭間隙浮腫は鑑別が問題となるが，腫大しているリンパ節の数が川崎病に比して少ないことや，軟部組織の腫脹が川崎病に比して軽度で，内部壊死のあるリンパ節が観察される点などが鑑別点として挙がる．

●●●参考文献●●●
1) 日本川崎病学会：川崎病診断の手引き，改訂第6版，2019.
2) 外池百合恵，仲野敦子：全身疾患と口腔咽頭病変，その他　川崎病．JOHNS 39: 755-758, 2023.

2 頭頸部領域

14 特徴的な点状高エコーを含む前頸三角や甲状腺の低エコー腫瘤

藤川あつ子

症例1 5か月, 男児. 左頸部腫脹の精査.

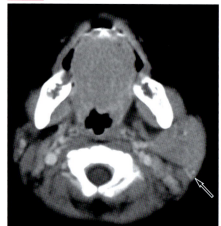

図1-A 造影CT

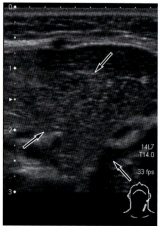

図1-B 超音波像（Bモード, 頸部腫瘤部分）

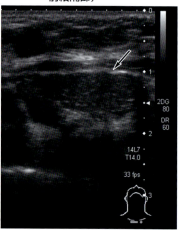

図1-C 超音波像（Bモード, 前縦隔部）

症例2 2歳, 男児. 別病態の精査のため頸部領域の超音波検査を施行し, 偶発的に発見された.

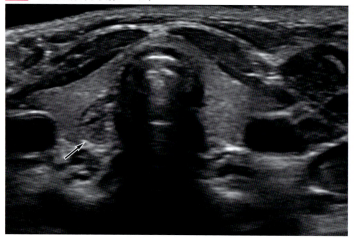

図2 超音波像（甲状腺レベル）

本例の画像所見

症例1（図1）：造影CTで左前頸三角に非特異的な充実性軟部腫瘤が認められる（図1-A；→）．病変は，超音波検査では低エコーの境界明瞭な病変で，複数の高エコー結節が内部に認められる（図1-B；→）．同様の所見は前縦隔の胸腺組織でもみられ（図1-C；→），頸部異所性胸腺と診断できる．

症例2（図2）：超音波検査で甲状腺右葉背側に境界明瞭で内部に複数の点状高エコー結節を伴う低エコーの結節がみられ（→），甲状腺内の異所性胸腺が示唆される．

最終診断 異所性胸腺 ectopic thymus

疾患概念

胸腺は発生上，第三咽頭嚢の内胚葉に由来する．発生段階で胸腺咽頭管を形成し，これを介して尾側へ移動し，上縦隔へ到達，左右の胸腺が癒合する．この胸腺咽頭管（thymopharyngeal duct）の経路沿いには異所性胸腺が生じることがあり（図3），これらは頸部腫瘤や甲状腺腫瘤として臨床的に鑑別が問題となることが知られている．

異所性胸腺も，正常胸腺と同様の画像所見を呈する．超音波検査で胸腺組織は均質で低エコーであるが，**びまん性の線状または分枝状の高エコー巣が多発し，"starry sky"または"dot and dash"と表現され**，特徴的である．これに対し，その他の画像モダリティで胸腺組織は非特異的な軟部組織として認識されるため，特徴的なこの所見を覚えておくことで，低侵襲な超音波検査で診断が可能となる．この**高エコー構造には音響陰影は生じない**．FDG-PETでは小児の正常胸腺に集積を認めることが多く，頸部異所性胸腺でも同様の集積を認めるため，これを悪性と取り違えない注意が必要である[1]．

異所性胸腺が存在すること自体には問題はなく，**治療介入は通常必要ない**．異所性胸腺自体の**mass effect**が問題になる場合や胸腺囊胞などの場合には，切除対象となりうる．稀に異所性胸腺で正常胸腺が縦隔にみられないことが知られており，切除の際は正常胸腺の存在を確認してからが望ましい[2]．異所性胸腺にも，胸腺に生じるのと同様の病態（過形成や腫瘍，囊胞など）が生じうる．これをきっかけに異所性胸腺の存在が発覚することもある．

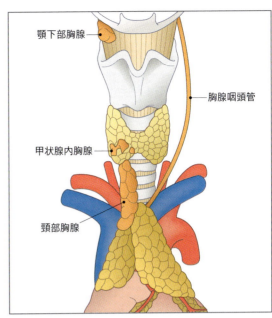

図3 異所性胸腺が発生する部位

鑑別診断

- 胸腺咽頭管沿いの充実性病変，囊胞性病変は，いずれも異所性胸腺由来の病変と鑑別になる．
- **充実性病変**：超音波検査で特徴的な内部高エコー構造を確認することで診断可能である．
- **囊胞性病変**：異所性胸腺由来の胸腺囊胞の他，鰓裂遺残囊胞，リンパ管奇形，内部囊胞変性したリンパ節転移巣などが鑑別に挙がる．

●●● 参考文献

1) Wee T, Lee AF, Nadel H, et al: The paediatric thymus: recognising normal and ectopic thymic tissue. Clin Radiol **76**: 477-487, 2021.
2) Chang A, Nataraja RM, Pudel E, et al: Diagnosis and management of ectopic cervical thymus in children: Systematic review of the literature. J Pediatric Surg **56**: 2062-2068, 2021.

2 頭頸部領域

15 小児の副鼻腔粘膜肥厚は副鼻腔炎なのか？

藤川あつ子

> **症例** 1歳，男児．自身で転倒，右前頭部打撲のためCTを撮影．

図1-A 単純CT冠状断像（骨条件，上顎洞レベル）

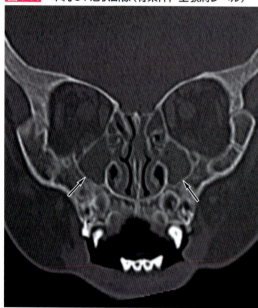

図1-B 単純CT（骨条件，篩骨洞レベル）

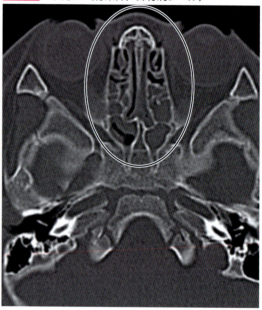

● 本例の画像所見

図1：頭部単純CTで両側上顎洞（**図1-A**；→），篩骨洞や蝶形骨洞（**図1-B**；○印）には含気が認められず，粘膜肥厚が疑われる．

臨床的には，感冒症状や鼻水などの症状はない．

最終診断は次ページ

● 疾患概念

発達段階の小児の副鼻腔では，しばしば粘膜肥厚や貯留物を観察することがあるが，これは必ずしも副鼻腔炎を反映した所見ではない．60症例，平均年齢5.7歳の急性呼吸器感染症状を有する患児副鼻腔をMRIで観察した研究では，副鼻腔粘膜の浮腫状肥厚がみられたが，副鼻腔炎治療を必要とせず改善が得られたと報告がある[1]．また，CTの所見でも，副鼻腔粘膜肥厚だけでなく乳突蜂巣粘膜肥厚も無症候性にみられることが報告されている[2]．

急性副鼻腔炎は，発症から4週間以内の鼻副鼻腔の感染症で，**鼻閉，鼻漏，後鼻漏，咳嗽などの症状を呈し，頭痛，頬部痛，顔面圧迫感などの症状を伴う疾患**と定義されている．3か月程度までの症状持続は遷延性と，それよりも長く続く場合に慢性副鼻腔炎と分類されることが多い．つまり，**小児の副鼻腔炎自体の診断には画像診断は不要**であるといえる．**画像診断が必要なのは，以下の病態**である．

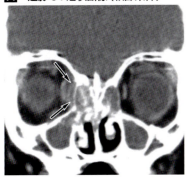
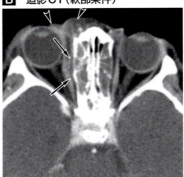
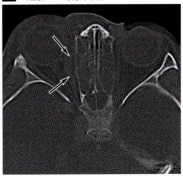

A 造影CT冠状断像（軟部条件）　**B** 造影CT（軟部条件）　**C** 造影CT（骨条件）

●●● 参考症例 ●●●
図2　3歳，男児　副鼻腔炎の眼窩内合併症（眼窩蜂窩織炎，眼窩骨膜下膿瘍）
副鼻腔炎症状に引き続き，眼球突出，眼瞼周囲皮膚発赤が生じたため，眼窩内合併症が疑われて造影CTが撮影された．
A〜C：右篩骨洞に接する眼窩側壁に辺縁の造影効果を伴う低吸収がみられ（→），骨膜下膿瘍の所見である．また，右眼瞼周囲では軟部組織の腫脹がみられる（B；▶）．膿瘍に接する部分の篩骨洞骨壁には異常所見は伴わないが，篩骨洞には対側より粘膜の造影効果が強く認められ，炎症性変化を反映した所見と考えられる．

①症状が副鼻腔炎相当で，手術適応を検討する場合．この場合は，**非造影の副鼻腔CT**が標準的検査となる．
②鼻性眼窩内および頭蓋内合併症が疑われた場合．これら病態では**造影CT**，頭蓋内合併症がより強く疑われる場合には**造影MRI**の追加が望まれる．

- **鼻性眼窩内合併症**（参考症例：**図2**）：急性副鼻腔炎症状に加えて，眼瞼腫脹や眼球突出などの眼症状を伴った場合に疑う．骨壁が薄い篩骨洞の炎症が，骨欠損部や血管を介して眼窩内へ波及することで生じるパターンが多い．重症度の低い順に，眼窩蜂窩織炎・隔壁前蜂巣炎，眼窩蜂窩織炎，眼窩骨膜下膿瘍，眼窩内膿瘍，海綿静脈洞血栓症が知られており，眼窩骨膜下膿瘍以上で手術適応が生じる．重症例では失明ないし視力障害の後遺症を生じることもあるため，早期診断と治療介入が必要な病態となる．
- **鼻性頭蓋内合併症**：硬膜下膿瘍や硬膜外膿瘍，髄膜炎，脳膿瘍，静脈洞血栓症などが知られている．経路には，脈管系を介する波及，隣接する部分からの骨欠損を介した進展などが知られている．重篤な合併症であり早期診断治療介入が重要であるため，疑う徴候があれば即座に画像評価を行うことが望まれる．

最終診断　病的意義のない小児の副鼻腔粘膜肥厚
mucosal thickening in an asymptomatic child

鑑別診断

- 副鼻腔炎との鑑別は，前述のとおり，症状が存在するかどうかで判断する．

●●● 参考文献 ●●●
1) Aila K, Matti U, Jukka L, et al: Paranasal sinus findings in children during respiratory infection evaluated with magnetic resonance imaging. Pediatrics **111**: e586-e589, 2003.
2) von Kalle T, Fabig-Moritz C, Heumann H, et al: Incidental findings in paranasal sinuses and mastoid cells: a cross-sectional magnetic resonance imaging (MRI) study in a pediatric radiology department. Rofo **184**: 629-634, 2012.

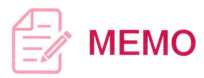

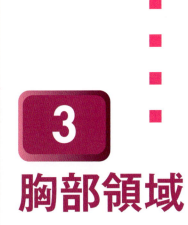

3 胸部領域

16 腹痛の原因は？
17 腹部術後の左胸水．何が起きた？
18 嚢胞性肺疾患？
19 胸膜下に多発する嚢胞は何？ 間質性肺疾患？
20 リンパ節転移？

3 胸部領域

16 腹痛の原因は？

森田有香

症例 10歳台前半，男児．前日より腹痛あり，前医を受診．腹部造影CTを施行．

図1-A 受診時の造影CT

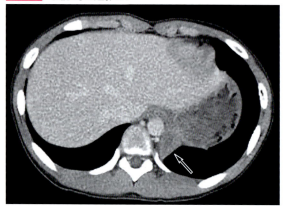

図1-B 受診時の造影CT冠状断像

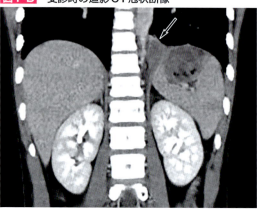

図1-C 入院3日後の造影CT

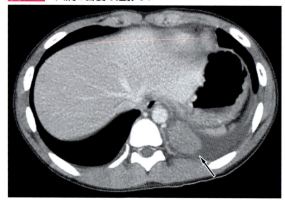

図1-D 約3か月後のT1強調像

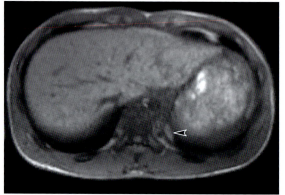

本例の画像所見と経過

図1-A, B：受診時の造影CTで，Th9-10レベルの左肺底部縦隔側に境界明瞭な腫瘤を認める（→）．内部の造影効果は不均一で，造影効果の乏しい部位もみられる．腫瘤に連続する異常血管は明らかではない．

図1-C：入院3日目にSpO₂の低下を認めたため再度施行された胸部造影CTでは，腫瘤は増大しており（→），左胸水が出現していた．

画像所見および経過から肺葉外肺分画症の捻転と診断し，手術は施行せず，経過観察となった．

図1-D：約3か月後に施行したMRIで，腫瘤の縮小を確認した．T1強調像で腫瘤は筋肉と比較して高信号を示し，出血/壊死を反映した所見と考えられた（▶）．

最終診断 肺葉外肺分画症の捻転
torsion of an extralobar pulmonary sequestration

疾患概念

肺分画症は，「正常気管支との間に交通のない肺葉構造を有する組織で，肺動脈ではなく大動脈系より分岐する異常動脈により血液供給を受けているもの」と定義される．

肺分画症は，以下の2つに大きく分類される．
- 肺葉内肺分画症（75％）：正常肺と胸膜を共有し，肺静脈に灌流する．
- 肺葉外肺分画症（25％）：正常肺の胸膜外に存在し，体静脈系（奇静脈・半奇静脈，門脈）に灌流する．

肺分画症は下葉の縦隔側や肺底部に生じることが多く，肺葉外肺分画症は約80％が左側に生じる．流入動脈は胸部下行大動脈や腹部大動脈からの直接分岐が最も多く（約80％），その他，脾動脈・左胃動脈・鎖骨下動脈・肋間動脈などより分岐する．異常流入動脈の描出には，超音波検査，造影CT，MRIが有用である．

肺葉外肺分画症は約60％で，先天性横隔膜ヘルニアや心大血管奇形など何らかの先天異常を合併する．その精査のため，胎児期や新生児期に分画症が明らかとなることもある．

肺葉外肺分画症は，固有の胸膜に囲まれ正常肺との交通がないため，感染を生じることはほとんどない．そのため，胎児期や乳児期に発見されなかった場合は無症状で経過することが多いが，稀に分画肺が捻転を生じることがある．捻転を生じると，突然発症の腹痛，胸痛，嘔吐，発熱などの症状を来す．

肺葉外肺分画症の捻転の画像所見は，造影効果に乏しい境界明瞭な腫瘤を呈し，患側の胸水を伴う．分画肺に流入する異常血管は同定できないことが多い．本例（）のように，捻転による血流うっ滞のため，経過中に腫瘤が増大することもある．

肺葉外肺分画症の治療は，基本的には外科手術による分画肺の摘出である．しかし，捻転の診断が遅れ，急性期を過ぎてしまった場合には癒着を生じることから，梗塞後の自然退縮を期待し，保存的加療も選択肢となる．

診断のポイント

- 肺分画症は異常動脈より血液供給を受けることが特徴であるが，肺葉外肺分画症で捻転を生じると，異常血管を同定できないことが多い．異常血管を認めない場合，境界明瞭な腫瘤として通常は肺底部縦隔側に認められるため，神経芽腫など後縦隔腫瘍や，円形肺炎・肺膿瘍など炎症性腫瘤が鑑別に挙がる．
- 肺葉外肺分画症の捻転では，腹痛・嘔吐など腹部症状で発症することも少なくなく，腹痛精査目的で腹部造影CTが施行されることがある．腹部造影CTにおいても，肺底部は撮影範囲に含まれるため，画像の端から端まで注意深く読影することが重要である．
- 腹部症状を訴える小児で肺底部縦隔側（特に左側）に腫瘤を認めた場合には，肺葉外肺分画症の捻転を念頭に置く必要がある．

参考文献

1) Rosado-de-Christenson ML, Frazier AA, Stocker JT, et al: From the archives of the AFIP. Extralober sequestration: radiologic-pathologic correlation. RadioGraphics 13: 425-441, 1993.

3 胸部領域

17 腹部術後の左胸水．何が起きた？

森田有香

症例 1歳7か月，女児．肝腫瘍に対して開腹肝生検術後．術後より小腸拡張あり，左胸水を認めたことから，造影CTを施行．

図1-A 胸部単純X線正面像

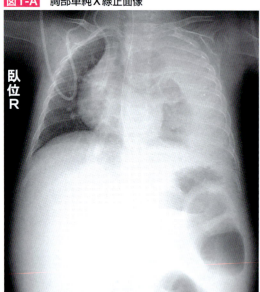

図1-B 造影CT

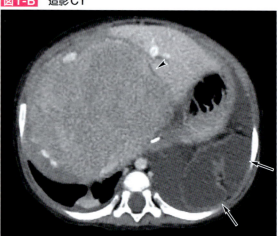

図1-C 造影CT冠状断像

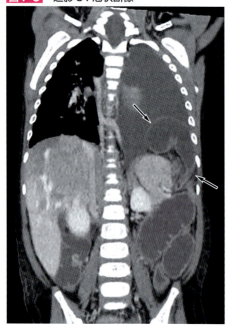

図1-D 造影CT矢状断像

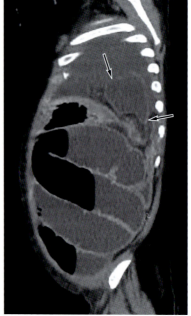

本例の画像所見と経過

図1-A：胸部単純X線写真で左胸水貯留を認め，左腹部に小腸拡張も認められる．

図1-B〜D：造影CTでは，肝右葉に大きな腫瘤を認める（**図1-B**；►）．また，多量の左胸水貯留があり，左横隔膜外背側部より小腸の一部が胸腔内に脱出している（→）．脱出した腸管壁の造影効果は保たれている．腹腔内の小腸は広範囲に拡張し，内腔に液体貯留を認める．結腸は虚脱し拡張は認められない．

脱出腸管を閉塞機転とする小腸閉塞と考えられ，同日緊急手術が施行された．

最終診断 遅発性先天性横隔膜ヘルニア
late-presenting CDH (congenital diaphragmatic hernia)

疾患概念

先天性横隔膜ヘルニア（congenital diaphragmatic hernia；CDH）は，**胎生期の横隔膜の形成不全により生じた欠損部位から腹腔内臓器が胸腔内へ脱出する疾患**である．胎生初期に連続していた胸腔と腹腔は，胎生8週にはいくつかのヒダの融合した膜により分離されるが，後外側から延びる胸腹裂孔膜が形成不全を起こすと裂孔を生じるとされる．

発生頻度は2000〜5000出生数に対して1例程度で，約95％が新生児期に発症し，約5％は乳児期以降に発症する．約90％が左側，10％が右側，両側例は1％未満である．

CDHは裂孔の部位により，後側方裂孔ヘルニア（Bochdalek hernia），胸骨後ヘルニア（右：Morgagni hernia，左：Larrey hernia），食道裂孔ヘルニアに分類される．最も頻度が高いのは，後側方裂孔ヘルニアである．胸腔内へ脱出する臓器は，小腸，結腸，肝，胃，十二指腸，脾，膵，腎など様々で，脱出臓器の圧排による肺低形成と肺高血圧の重症度が予後に影響する．約70％は合併奇形なく本症単独で発症するが，約30％で心大血管奇形，肺分画症，口唇口蓋裂など様々な合併奇形を伴う．

乳児期以降に診断される**遅発性CDH**は，比較的予後は良いとされているが，診断が遅れることにより致死的な状況となることがある．遅発性CDHの発症形式として，Bermanらは2つのタイプがあると報告している[1]．ひとつは，**欠損孔は認められるが，ヘルニア嚢で脱出が制限されているか，実質臓器によって欠損孔が塞がれているタイプ**で，症状はヘルニア嚢が破裂するか腹圧が上昇した際，あるいは本例（**図1**）のように手術などがきっかけとなって発症する．もうひとつのタイプは，**臓器脱出は長期間認められており，脱出臓器が捻転あるいは絞扼した際に発症するタイプ**である．遅発性CDHの初期症状は，呼吸器症状が約40％，消化器症状（腹痛，嘔吐など）が約30％とされ，食欲不振や成長障害で発見されることもあり，**新生児期のCDHと異なり症状が呼吸器症状に限らない**ことが，診断を遅らせる原因のひとつと考えられる．

診断のポイント

- 画像検査で腹腔内臓器が胸腔内へ脱出していることが認識できれば診断可能であるが，膜性構造物（ヘルニア嚢）を有した状態で胸膜内に脱出している場合（**有嚢性横隔膜ヘルニア**）は，CDHと**横隔膜弛緩症**との鑑別を要する．

- 胸腔内に脱出した腸管を，**気胸**や**肺嚢胞**と誤って診断してしまうことがある．特に，胸腔内に脱出した胃が縦隔偏位を生じるほどに拡張している場合には，**緊張性気胸**と診断され，胸腔ドレーン留置による医原性腸管穿孔を起こした症例も報告されている．

- 乳児期以降の小児で肺底部（特に左側）に腸管様の嚢胞構造をみた際には，遅発性CDHの可能性を念頭に置く必要がある．

●●● 参考文献

1) Berman L, Stringer D, Ein SH, et al: The late-presenting pediatric Bochdalek hernia: a 20-year review. J Pediatr Surg **23**: 735-739, 1988.

3 胸部領域

18 嚢胞性肺疾患？

森田有香

症例 1歳，女児．気管支炎のため前医に入院していた．その際に施行した胸部単純X線写真で，右胸腔内を占拠する巨大な嚢胞性病変を認めた．

図1-A 胸部単純X線正面像

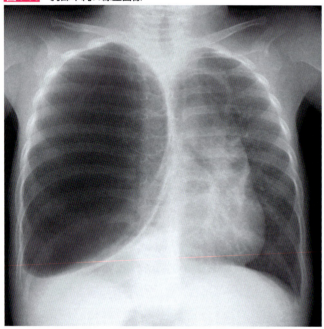

図1-B 胸部単純CT（肺野条件）

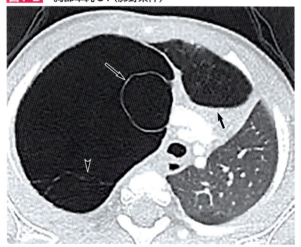

図1-C 胸部単純CT冠状断像（肺野条件）

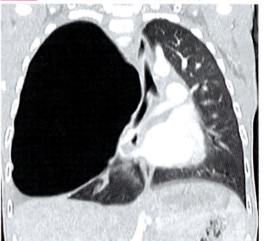

本例の画像所見と経過

図1-A：胸部単純X線写真では，右胸腔内に広範な透過性亢進を認める．辺縁には壁構造が認められ，巨大な囊胞性腫瘤が疑われる．壁に接して内部に複数の囊胞構造が認められる．縦隔構造は左方に偏位している．

図1-B，C：胸部CTでも同様に，右胸腔内を占拠する囊胞性腫瘤を認める．薄い壁で囲まれたair cystであり，内部には囊胞構造（**図1-B**；→）と薄い隔壁構造（**図1-B**；▶）を伴う．充実成分は認められない．腫瘤の圧排により，縦隔構造は左方偏位を生じている．また，腫瘤の内側には，透過性亢進を示す右上葉の一部が認められる（**図1-B**；➡）．囊胞形成や破壊性変化は認めない．腫瘤からの圧排により気管支狭窄を来し，air trappingを生じたものと考えられる．

右上葉切除術が施行され，胸膜肺芽腫type Iと診断された．その後，再発なく経過している．

最終診断　胸膜肺芽腫（type I）
pleuropulmonary blastoma type I

疾患概念

胸膜肺芽腫（pleuropulmonary blastoma；PPB）は，肺実質・胸膜に発生するきわめて稀な悪性腫瘍である．PPBはその形態から，type I〜IIIに分類される．

　type I：pure cystic（囊胞型），
　type II：cystic and solid（囊胞と充実成分の混在型），
　type III：solid（充実型），

である．診断時の平均月齢は，type I，II，IIIでそれぞれ10か月，34か月，44か月で，type IはII/IIIに比べて若年で発症し，外科的に完全に切除できると予後は良好である．一方，type II/IIIはtype Iに比して予後は不良である[1]．PPBはtype IからII/IIIへと段階的に進行していくと考えられており，診断時の児の年齢が臨床的に重要な意味をもつ．type Iで発症し，後に再発した際には，type II/IIIの形態をとる症例もある．遠隔転移はtype II/IIIのみに認められ，中枢神経系が最も多く，次いで骨，肝などである．

PPB発症に関連する原因遺伝子として，染色体14q32.13に位置する*DICER1*遺伝子が特定されており，PPB患者の約60〜70％に*DICER1*病的バリアントが認められる[1]．DICER1は，卵巣性索間質性腫瘍や甲状腺腫，囊胞性腎腫，胎児型横紋筋肉腫など若年発症の悪性および良性腫瘍との関連も報告されており，DICER1症候群として知られている．*DICER1*病的バリアントの有無は予後に影響しないとされているが，確定診断や患児の経過観察の計画を立てる上でも重要である．

診断時の臨床症状は，腫瘍が気道を圧迫することによる呼吸不全，また発熱，胸痛や腹痛，咳嗽などで肺炎を疑わせるものが多い．無症状で偶発的に囊胞性病変が指摘される場合もある．

診断のポイント

- PPB type Iと，先天性肺囊胞性疾患であるcongenital pulmonary airway malformation（CPAM）との画像上の鑑別は困難である．また，巨大な囊胞性腫瘤を示す場合，気胸と誤って診断してしまうことがあるため，注意を要する．
- 充実成分を伴うPPB type II/IIIと，横紋筋肉腫やEwing肉腫などの悪性腫瘍との鑑別もまた困難である．PPBの胸壁浸潤や肋骨破壊は稀であるため，鑑別点としては重要である．

●●● 参考文献

1) Messinger YH, Stewart DR, Priest JR, et al: Pleuropulmonary blastoma: a report on 350 central pathology-confirmed pleuropulmonary blastoma cases by the International Pleuropulmonary Blastoma Registry. Cancer **121**: 276-285, 2015.

3 胸部領域

19 胸膜下に多発する囊胞は何？間質性肺疾患？

森田有香

症例 10歳台前半，男性．Down症候群．B前駆細胞型急性リンパ性白血病と診断，スクリーニング目的に胸腹部造影CTを施行．

図1-A 胸腹部造影CT（肺野条件）

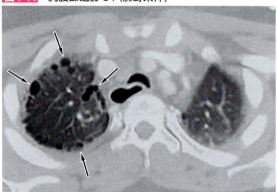

図1-B 胸腹部造影CT（肺野条件）

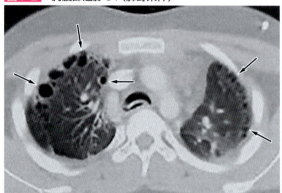

図1-C 胸腹部造影CT（肺野条件）

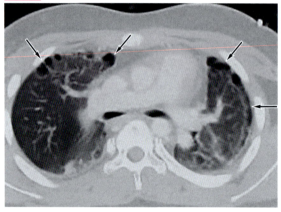

図1-D 胸腹部造影CT冠状断像（肺野条件）

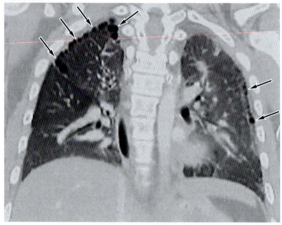

● 本例の画像所見

図1-A〜C：胸部CT肺野条件で，両側上葉腹側優位の胸膜下に沿って多数の囊胞を認める（→）．囊胞の大きさは数mm〜1cm前後で，囊胞壁は薄い．囊胞近傍に結節などの異常所見を認めない．

図1-D：両側上下葉背側に部分無気肺を認めるが，これは鎮静に伴う含気低下と考える．両肺の容積減少や間質性病変を認めない．

最終診断 Down症候群で認められる胸膜下嚢胞
subpleural lung cysts in Down syndrome

疾患概念

Down症候群は21番染色体全長あるいは一部の重複に基づく，最も頻度の高い常染色体異常症で，およそ700出生に1人の頻度でみられる．そのうち95%が21トリソミー，3%が転座型，2%がモザイク型によると報告されている．今日では，Down症候群の90%以上が成人となり，平均寿命は60歳を超える．Down症候群では知的・運動発達の遅れをほぼ必発とし，重度〜軽度の知的障害を呈する．また，特異顔貌に加え，心疾患，難聴や消化器疾患など多くの合併症を生じる．呼吸器領域においても，繰り返す気道感染や肺血管障害，睡眠呼吸障害など様々な合併症を生じる．

Down症候群に関連した胸膜下嚢胞は，その名のとおり，胸膜下の肺の表面に沿って認められる小さな嚢胞状のair spaceである[1]．1986年に，先天性心疾患を有する乳児2例の剖検で初めて報告された[2]．胸部CTを撮影したDown症候群の児で胸膜下嚢胞が認められる頻度は約20〜36%である．病理学的には，胸膜下の肺胞と交通を認める．

胸膜下嚢胞を生じる原因は明らかではないが，肺の低形成によるものではないかと推察されている．Down症候群の肺は，病理学的に肺胞数の減少（通常の約60〜80%）と肺胞腔の拡大，気管支分岐数の減少などがみられる．肺の正常発達における肺胞形成（alveolarization）が不十分で未熟な肺であるため，最も末梢の胸膜下で肺胞腔が拡大し，嚢胞を生じると考えられている[1]．

画像所見の特徴として，Down症候群における胸膜下嚢胞の分布は腹側優位であり，間質性肺炎でみられる背側優位の分布とは異なる．また，葉間胸膜や気管支血管束に沿って嚢胞を認めることもある．壁が薄いため，通常単純X線写真では指摘できず，CTを撮影した際に偶発的に認められることがほとんどである．

胸膜下嚢胞自体で症状を呈することはなく，嚢胞内感染や気胸などを生じるといった報告は，確認した限りでは認められない．

診断のポイント

● Down症候群でよくみられる所見のひとつとして胸膜下嚢胞を知っていれば，診断は容易である．ただし，Down症候群では，合併する先天性心疾患に伴う肺高血圧や肺水腫などの二次的変化，あるいは呼吸器感染の反復による炎症性変化などの修飾が加わっていることがしばしばあり，胸部CTの読影においてはその点にも注意する必要がある．

● 小児期に認められる肺に嚢胞を伴う疾患として，新生児慢性肺疾患（chronic lung disease；CLD）や先天性肺気道奇形（congenital pulmonary airway malformation；CPAM）などの先天性嚢胞性肺疾患が挙げられるが，臨床経過や画像所見から，これらの鑑別に迷うことはほぼない．

● 成人期に心疾患の経過観察やその他，何らかの理由で胸部CTを撮影した際にも，診断に迷うことがないよう，知識として頭の片隅に入れておくとよい．

●●● 参考文献

1) Biko DM, Schwartz M, Anupindi SA, et al: Subpleural lung cysts in Down syndrome: prevalence and association with coexisting diagnoses. Pediatr Radiol **38:** 280-284, 2008.
2) Joshi VV, Kasznica J, Ali Khan MA, et al: Cystic lung disease in Down's syndrome: a report of two cases. Pediatr Pathol **5:** 79-86, 1986.

3 胸部領域

20 リンパ節転移？

森田有香

症例 10歳台前半，男性．Ewing肉腫治療中．再発の疑いのため施行した胸腹部造影CTで，右鎖骨上窩に腫大リンパ節が疑われた．

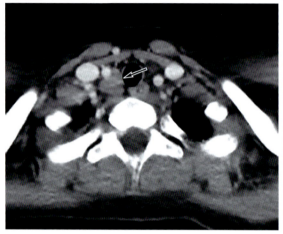

図1-A　造影CT

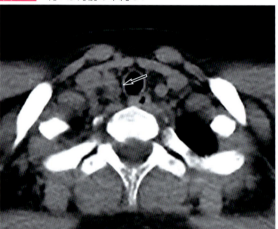

図1-B　約7か月前の単純CT

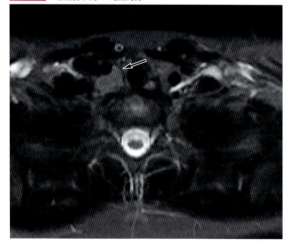

図1-C　脂肪抑制T2強調像

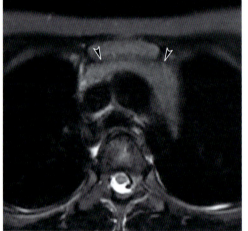

図1-D　脂肪抑制T2強調像

（次ページへ続く）

● 本例の画像所見と経過

図1-A, B：造影CTにおいて，右鎖骨上窩に短径約1.3cmの境界明瞭な結節を認める（図1-A；→）．内部の造影効果は均一で，約7か月前に施行した単純CT（図1-B；→）と比較して，増大していた．前縦隔に存在する正常胸腺との連続は認められず，リンパ節転移が疑われた．

図1-C, D：MRIでは，脂肪抑制T2強調像で結節は筋肉より高信号で（図1-C；→），胸腺と同等の信号強度を示し（図1-D；▶），拡散強調像（非提示）で拡散制限は認められなかった．

(図1　続き)
図1-E　超音波像

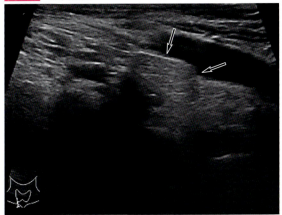

図1-F　造影CT

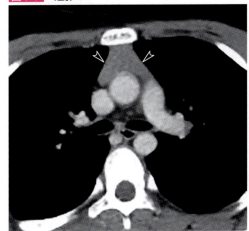

図1-G　約7か月前の単純CT

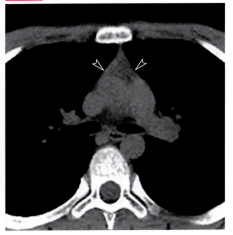

図1-E：超音波検査では，細かな高エコー組織によるモザイクパターンを呈している（→）．

図1-F, G：同じ患児の胸腺である．約7か月前の単純CT（図1-G；►）と比較すると，前縦隔の胸腺は大きく増大している（図1-F；►）．Ewing肉腫治療中であり，化学療法を行っていた（造影CT撮影時は化学療法を休止中であった）ことから，これは反応性過形成（rebound hyperplasia）による変化である．

問題となっていた右鎖骨上窩の結節は，超音波検査およびCT・MRI所見から正常胸腺と同様の画像所見および経過を呈していたことから，リンパ節転移ではなく異所性胸腺に生じた反応性過形成と判断した．

最終診断　異所性胸腺の反応性過形成
ectopic thymic rebound hyperplasia

疾患概念

胸腺は前縦隔に存在する構造で，第三咽頭嚢腹側翼に由来し，発生の段階で縦隔へと下降する．新生児期や乳幼児期では相対的に大きな臓器として認められ，年長児になると徐々に退縮する．正常胸腺の大きさや形は様々で，頭側は鎖骨上窩まで，尾側は横隔膜上まで存在することがある．また，中縦隔や後縦隔にまで及ぶこともある．胸腺は軟らかい組織であるため，大きさにかかわらず血管など周囲構造の圧排や偏位，狭窄を生じることはない．

異所性胸腺は胸腺下降路の途中に留まった病態

のことを指す．異所性胸腺は下降路のどこに生じてもよく，頸部や甲状腺内，鎖骨上窩などで正常胸腺と連続性のない孤立性の軟部腫瘤として認められる場合，リンパ節や腫瘍との鑑別を要する[1]．

　胸腺は，感染，手術，ステロイドや化学療法などの治療など全身性のストレスにより縮小し，これらの影響がなくなり回復に向かうと増大する．この現象は**反応性過形成（rebound hypertrophy）**と呼ばれ，元のサイズを超えて大きくなることもある[1]．

　新生児期，乳幼児期の胸腺の画像評価には，非侵襲的に観察できる超音波検査が有用である．正常胸腺の内部エコーは均一で，実質のエコーレベルは皮下結合織よりも低く，内部には規則的な線状あるいは点状の高エコー構造が分布する．年長児以降になると胸腺は徐々に退縮し，脂肪浸潤を反映して実質のエコーレベルは上昇する．

　CT・MRIでは，乳幼児の胸腺は台形に近い形態で，辺縁は外に凸を示すが，思春期に近づくにつれて三角形を呈するようになり，辺縁は直線化する．単純CTでは，乳幼児期は血管よりもやや高吸収を呈し，成長とともに脂肪浸潤を反映して吸収値は低下していく．造影後，胸腺は均一に造影される．MRIでは，胸腺はT1強調像で筋肉より軽度高信号，T2強調像で高信号を示し，拡散強調像では拡散制限を示さない．

診断のポイント

● 前述のとおり，胸腺組織は頸部〜横隔膜上に存在しうる．前胸部の胸腺組織と連続性がある場合には診断は容易であるが，連続性がない場合はリンパ節や腫瘍との鑑別が問題となる．

● いずれのモダリティにおいても，腫瘤が前縦隔の胸腺と同等の内部性状を示し，周囲組織への圧排がない場合，異所性胸腺の可能性を念頭に置く必要がある．

● 化学療法など全身性のストレスに晒された場合，胸腺の大きさは変化することも，知識として知っておくとよい．

●●● 参考文献

1) Nasseri F, Eftekhari F: Clinical and radiologic review of the normal and abnormal thymus: pearls and pitfalls. RadioGraphics **30**: 413-428, 2010.

4

心・血管系領域

21 大動脈弓の異常

22 肺静脈の走行と流入の異常

23 大動脈および肺動脈の解剖学的異常

24 先天性心疾患術後画像で注意すべき所見は？　その1

25 先天性心疾患術後画像で注意すべき所見は？　その2

4 心・血管系領域

21 大動脈弓の異常

福山 緑, 小德暁生

症例1 1か月, 女児. 1か月検診で心雑音を指摘.

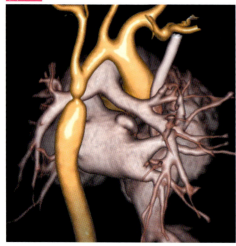
図1-A 3D-CT

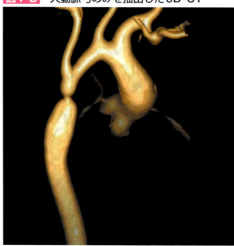
図1-B 大動脈弓のみを抽出した3D-CT

症例2 20歳台, 男性. 健診で高血圧を指摘され, 精査のため心臓造影CT検査を施行.

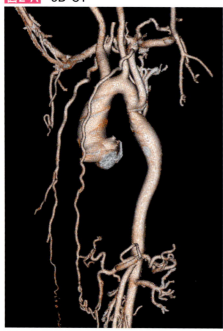
図2-A 3D-CT

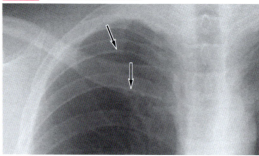
図2-B 胸部単純X線正面像

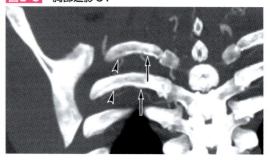
図2-C 胸部造影CT

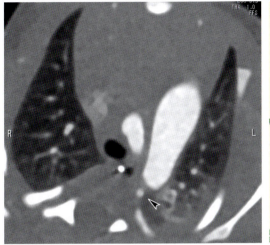
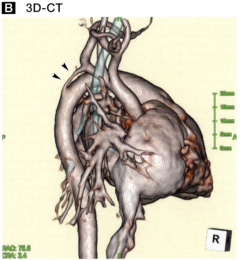

A 胸部造影CT　　**B** 3D-CT

●●●● 参考症例 ●●●●
図3 日齢2，男児　重度の大動脈縮窄
A，B：左鎖骨下動脈分岐後に高度の狭窄を認め（▶），最狭部は1.5mm程度．動脈管が開存し，下行大動脈に流入している（下半身の血流は，動脈管を介して維持されている状態）．

本例の画像所見と経過

症例1（図1）：大動脈峡部に狭窄がみられる．左総頸動脈分岐直前から径が細くなり，左鎖骨下動脈分岐後に高度狭窄を認める．最狭部は2mm程度．動脈管は閉鎖後である．

診断後，大動脈弓修復術が施行された．

症例2（図2）：左鎖骨下動脈起始部直下に狭窄があり，大動脈分枝に多数の側副血管がある（図2-A）．右上位肋骨下縁に骨皮質の不整（rib notching）がみられる（図2-B, C；→）．同部では肋間動脈の拡張・蛇行を認め，骨皮質と接している（図2-C；▶）．

本症例は大動脈二尖弁・重度大動脈閉鎖不全があり，上行大動脈拡大も認める．診断後，大動脈弓部置換・下行大動脈置換，大動脈弁置換が施行された．

最終診断　大動脈縮窄
coarctation of the aorta（CoA）

疾患概念

大動脈縮窄は，大動脈弓部および大動脈峡部の閉塞または狭窄性病変により**体循環の血流障害を生じる疾患**である[1]．心内合併症（心室中隔欠損，両大血管右室起始，完全大血管転位など）を伴うことが多い．下半身の血流が動脈管に依存しない大動脈縮窄では，**上肢の高血圧と上下肢の血圧差を**生じることが特徴である．中等度以上の大動脈縮窄では下半身の血流は動脈管経由で供給されるため，**下肢のSpO$_2$が上肢よりも低い**（differential cyanosis）[1]．大動脈縮窄の程度が重症である場合（参考症例：図3），**出生後に動脈管閉鎖に伴い下半身の血流が低下しショック（ductal shock）**を起こす場合や，新生児期に左室の後負荷不適合を生じ，左室収縮の低下や重症の僧帽弁閉鎖不全のため心不全を発症することがある[2]．稀に成人期まで診断されずに経過し，若年性の高血圧の原因精査などにより発見される場合がある[3]．成人

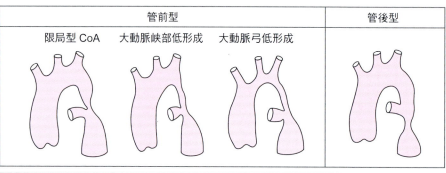
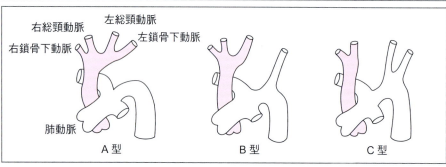

図4 大動脈縮窄（大動脈離断）の形態分類
[文献2) 日本循環器学会：先天性心疾患並びに小児期心疾患の診断検査と薬物療法ガイドライン（2018年改訂版）．https://www.j-circ.or.jp/cms/wp-content/uploads/2020/02/JCS2018_Yasukochi.pdf．2024年6月閲覧より転載]

例では，肋間動脈の拡張蛇行によりrib notchingを認めることがある（図2-B, C；→）．

胎児心エコー検査による出生前診断が行われるが，大動脈弓全体の形態・頸部血管の分岐異常の評価や，動脈管の形態が複雑な場合に造影3D-CTが有用で，立体的な構造の把握に優れており，気管と大動脈弓の位置関係や，側副血行路の診断も可能である．

治療は外科的大動脈弓形成術，バルーン拡大術，ステント留置術が行われるが，患者の年齢や病変の形態，長期予後を踏まえた議論が必要である．

鑑別診断

- 大動脈弓離断
- 単純型か複合型か

大動脈縮窄の形態分類

大動脈縮窄は狭窄点と動脈管との位置関係に基づき，形態分類されている（図4）[2]．

- 大動脈峡部と下行大動脈の移行部（動脈管接続部）に生じる限局性の狭窄（単純型・管後型・成人型と呼ばれる［図1，図3］）．
- 大動脈弓〜大動脈峡部の低形成（複合型・管前型・新生児型と呼ばれ，心内合併症を伴う［図2］）により，大動脈が細くなる．

また，大動脈縮窄では50％の症例で大動脈二尖弁を合併する．

●●● 参考文献

1) 日本小児循環器学会（編）；小児・成育循環器学．診断と治療社，p.413-416, 2018.
2) 日本循環器学会：先天性心疾患並びに小児期心疾患の診断検査と薬物療法ガイドライン（2018年改訂版）．available at: https://www.j-circ.or.jp/cms/wp-content/uploads/2020/02/JCS2018_Yasukochi.pdf．2024年6月閲覧．
3) 原 亮太, 小谷真介：成人大動脈縮窄症に対し胸部ステントグラフト内挿入を施行した一例．日血管外会誌 **31**：273-277, 2022.
4) 山岸敬幸, 白石 公（編）：新 先天性心疾患を理解するための臨床心臓発生学．メジカルビュー社, 2021.
5) Raza S, Aggarwal S, Jenkins P, et al: Coarctation of the Aorta: Diagnosis and Management. Diagnostics (Basel) **13**: 2189, 2023.

4 心・血管系領域

22 肺静脈の走行と流入の異常

福山 緑，小徳暁生

症例1　1か月，女児．他院出生後のエコーで総肺静脈還流異常と診断．生後1か月に手術加療目的で当院へ転院．

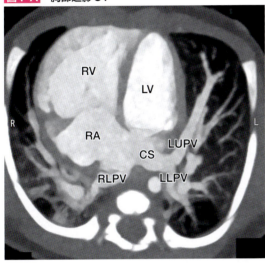

図1-A　胸部造影CT

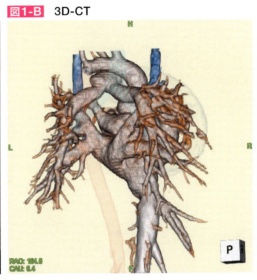

図1-B　3D-CT

CS：coronary sinus，LLPV：left lower pulmonary vein，LUPV：left upper pulmonary vein，LV：left ventricle，RA：right atrium，RLPV：right lower pulmonary vein，RV：right ventricle

症例2　日齢0，男児．他院出生後，低酸素血症が遷延．精査加療目的で当院に転院搬送．

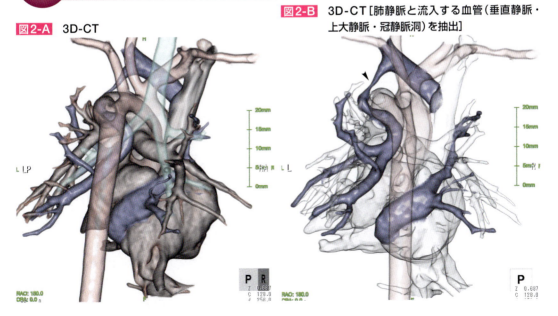

図2-A　3D-CT

図2-B　3D-CT［肺静脈と流入する血管（垂直静脈・上大静脈・冠静脈洞）を抽出］

症例3 日齢1，女児．出生後エコーで総肺静脈還流異常と診断され当院紹介．術前後の評価目的に造影CTを施行．

図3-A 3D-CT（術前）

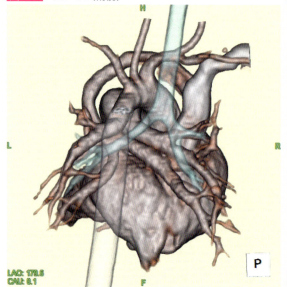

図3-B 3D-CT（術後）

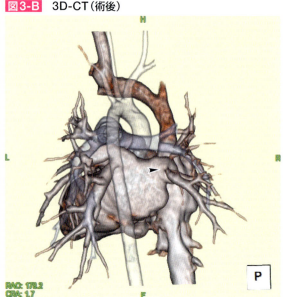

本例の画像所見と経過

症例1（**図1**）：総肺静脈還流異常（IIa）．肺静脈は共通管を形成し，冠静脈洞に流入している．診断後，待機的に手術加療を施行した．

症例2（**図2**）：総肺静脈還流異常（III）．左肺静脈は上下ともに垂直静脈（**図2-B**；►）を介して上大静脈に流入する形態である．上大静脈流入部近傍で高度狭窄があり（►），肺静脈閉塞の状態である．右上下肺静脈は上下ともに冠静脈洞に流入している．肺静脈閉塞を来しており，日齢0で緊急手術を施行した．

症例3（**図3**）：総肺静脈還流異常（Ia）．左右肺静脈は垂直静脈を介して，無名静脈に流入している（**図3-A**）．同症例の術後，右肺静脈の左房流入部位とその近傍が狭小化している（**図3-B**；►）．

最終診断 総肺静脈還流異常
total anomalous pulmonary venous connection (TAPVC)

疾患概念

総肺静脈還流異常は，すべての肺静脈が左心房に流入せず，右心系（右房または体静脈）に流入する（**図4**）[1]．先天性心疾患の約0.8％を占め，孤立性に出現する場合と，内臓錯位（特に右側相同）に合併する場合がある．無治療の場合，75〜95％が1歳以内に死亡する．近年は，手術方法や新生児集中治療の発達，窒素ガスやextracorporeal membrane oxygenation（ECMO）の導入により，手術成績は改善している[2]．診断時に肺静脈狭窄やその還流する静脈の狭窄がある場合は，肺うっ血の進行により緊急手術の適応となる．肺静脈の合流パターンや肺静脈の形態および左房との位置関係などが，断層心エコーだけでは十分に把握できない場合，造影CTを用いた評価は外科治療法の選択のために有効である．ただし，**肺静脈狭窄により著しい肺うっ血を来した症例では，造影剤の使用が肺うっ血や肺高血圧を悪化させる可能性があり，実施するべきではない**．

本疾患は，術後に（肺高血圧や）肺静脈狭窄の残存・進行を来す場合があり，造影CTによる術後評

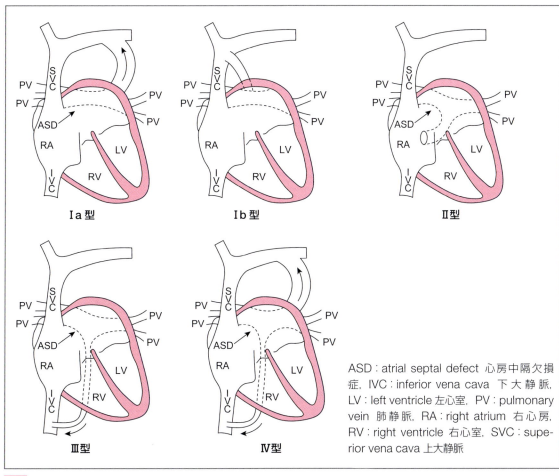

図4 総肺静脈還流異常の分類
肺静脈の還流で分類したDarling分類が用いられている.
Ⅰ型：上心臓型（心臓より上部の体静脈に還流） Ⅰa：無名静脈に還流, Ⅰb：上大静脈に還流
Ⅱ型：傍心臓型（心臓に還流） Ⅱa：冠静脈洞に還流, Ⅱb：右心房に還流
Ⅲ型：下心臓型（門脈もしくは下大静脈に還流）
Ⅳ型：混合型（以上が組み合わさったもの）
（文献1）より一部改変して転載）

価も, 肺静脈狭窄の部位や肺うっ血の程度を評価し治療方針を検討するために有用である.

鑑別診断

- 部分肺静脈還流異常
- 三心房心
- 肺静脈閉鎖

●●● 参考文献

1) Kao CC, Hsieh CC, Cheng PJ, et al: Total anomalous pulmonary venous connection: from embryology to a prenatal ultrasound diagnostic update. J Medi Ultrasound 25: 130-137, 2017.
2) 日本小児循環器学会（編）; 小児・成育循環器学. 診断と治療社, p.461-464, 2018.
3) 日本循環器学会, 日本移植学会, 日本胸部外科学会・他: 先天性心疾患並びに小児期心疾患の診断検査と薬物療法ガイドライン（2018年改訂版）. available at: https://www.j-circ.or.jp/cms/wp-content/uploads/2020/02/JCS2018_Yasukochi.pdf
4) Ohuchi H, Kawata M, Uemura H, et al: JCS 2022 guideline on management and re-interventional therapy in patients with congenital heart disease long-term after initial repair. Circ J **86**: 1591-1690 2022.

4 心・血管系領域

23 大動脈および肺動脈の解剖学的異常

福山 緑，小德暁生

症例1 4か月，男児．出生直後に重複大動脈弓と診断．生後2か月頃より，啼泣時に喘鳴を認めるようになり，造影CT検査を施行．

図1-A　胸部造影CT　　図1-B　3D-CT

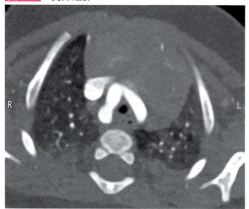
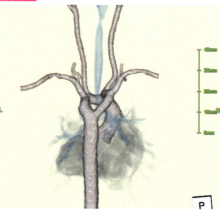

症例2 9か月，男児．出生後右側大動脈弓と診断．生後8か月頃より，感冒時に喘鳴がみられるようになり，造影CT検査を施行．

図2-A　胸部造影CT　　図2-B　3D-CT

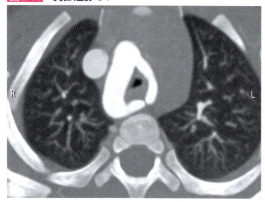
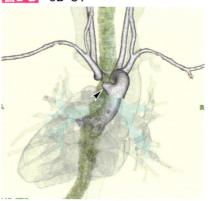

● 本例の画像所見と経過

　症例1（図1）：胸部造影CT（図1-A）で左右に大動脈弓を認める（重複大動脈弓）．気管を取り囲むような形態であり（図1-B），気管が圧排されている．喘鳴がみられていたため，早期手術を強く勧めたが，すぐには両親の決心がつかなかった．

生後5か月に重複大動脈弓解除術を施行した．
　症例2（図2）：右大動脈弓．大動脈弓部は鏡像分岐．右鎖骨下動脈分岐以下で食道背側に憩室様の突出がみられる（図2-B；▶）．
　生後9か月に血管輪解除術を施行した．

最終診断 血管輪　vascular ring

血管輪の疾患概念

血管輪は，大動弓やその分枝の走行異常により，気管や食道を圧排する形態を呈する．全先天性心疾患の約1%という稀な疾患である[1]．気管や食道の圧排の程度が軽度であれば無症状だが，圧排が高度になる場合は**呼吸症状（喘鳴・咳嗽）消化器症状（哺乳障害・嚥下障害）**が出現する．本症例のように診断時に無症状であっても，徐々に症状が出現する可能性があり，診断後の経過観察が大切である[2]．画像診断が非常に有効であり，特に3D-CTにより血管輪の構造と気管・食道との位置関係や圧排の有無を評価することが可能であり，患者（保護者）への説明時にも理解が得られやすい．無症状である場合には経過観察することもあるが，閉塞性呼吸症状や嚥下障害を認める場合は速やかに手術介入を要する[1]．

症例3　2か月，男児．出生後より呼吸急迫が目立ち，呼吸管理を要した．日齢13に造影CT検査を施行．

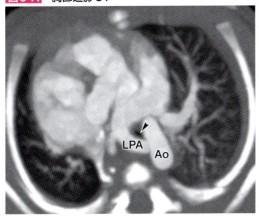

図3-A　胸部造影CT

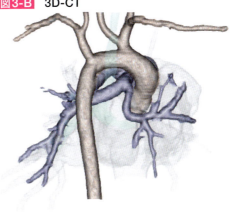

図3-B　3D-CT

Ao：aorta, LPA：left pulmonary artery

本例の画像所見と経過

症例3（図3）：胸部造影CTで左肺動脈気管の後方を走行し，気管（図3-A；▶）は圧排されている．肺動脈スリングと診断された．

日齢14に肺動脈スリング修復術を，生後1か月に気管形成術を施行した．術後抜管困難のため，生後2か月に気管切開を施行した．現在5歳で，気管切開孔閉鎖時期を計りつつ，外来経過観察中である．

 最終診断 肺動脈スリング　PA sling

肺動脈スリングの疾患概念

肺動脈スリングは，左肺動脈が右肺動脈後面より起始する稀な先天性疾患（先天性血管奇形）である[1]．左肺動脈が気管と食道の間を通り左肺に向かう走行であり，下部気管を圧迫し狭窄を起こす．**完全気管軟骨輪を合併することがある**（50〜60%）[3]．症状は気管狭窄の程度によるが，重度の気道狭窄や完全気管軟骨輪がある場合，新生児や乳児は重篤な気道閉塞症状を呈する[3]．確定診断には造影CTが有用であり，気管狭窄部の内径・狭窄範囲・気管気管支の有無などの形態評価を行う．

●●● 参考文献

1) 日本小児循環器学会（編）；小児・成育循環器学．診断と治療社，p.515-518，p.527-529，2018．
2) Savla JJ, Weinberg PM: Editorial on "vascular ring diagnosis and management: notable trends over 25 years". Transl Pediatr **6**: 83-85, 2017.
3) Yong MS, d'Udekem Y, Brizard CP, et al: Surgical management of pulmonary artery sling in children. J Thorac Cardiovasc Surg **145**: 1033-1039, 2013.

4 心・血管系領域

24 先天性心疾患術後画像で注意すべき所見は？　その1

福山 緑，小德暁生

症例　2か月，男児．両大血管右室起始症，右室低形成など複雑心奇形に対する術後．

図1-A　造影CT（MIP 5mm厚，非心電図同期）

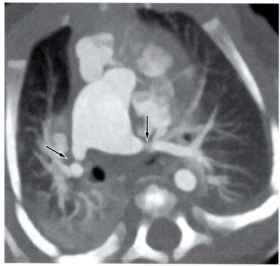

MIP：maximum intensity projection

図1-B　肺動脈を中心に作成したVR画像

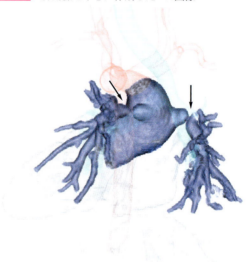

図1-C　2か月後の造影CT冠状断像（MIP 5mm厚，非心電図同期）

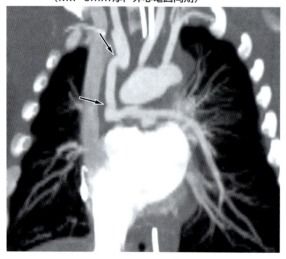

図1-D　2か月後の肺動脈および大動脈を中心に作成したVR画像

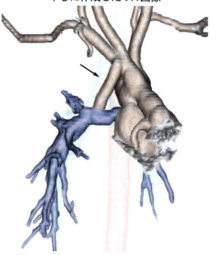

本例の画像所見と経過

図1-A, B：両側肺動脈の狭窄を認め（→），肺動脈絞扼術後である．肺動脈の末梢描出は保たれていて，肺血流は保たれている．右肺背側は肺野濃度上昇あり，うっ血の可能性あり．

図1-C, D：右鎖骨下動脈から人工血管を用いて右肺動脈にシャントが作成されている（→）．Blalock-Taussig shunt術（BTS）後である．人工血管内に血栓付着や吻合部狭窄は認めない．

最終診断 先天性心疾患における肺血流調整のための姑息的手術
palliative surgery for pulmonary blood flow control in congenital heart disease

疾患概念

肺動脈絞扼術（pulmonary artery banding；PAB），Blalock-Taussig shunt術（BTS）は，いずれも肺動脈血流を調整することを目的とした術式である[1]．

PABは，肺血流を制限するために施行される．その場合，適応疾患は心室中隔欠損症，房室中隔欠損症，肺血流増加型の単心室，左心低形成症候群などの疾患や，体格が小さいなどの理由（低出生体重児など）で，一期的な心内修復術のリスクが高い症例に対して行われる．左右短絡により肺血流が増加しうる疾患に対して行われるPABは，肺血流を制限し左房への容量負荷を減らすこと，また，肺血流増加による肺血管抵抗の増大を防ぐことが期待できる．

PAB術後画像の注意点は，過度な絞扼による肺血流の極端な減少や，不十分な絞扼による肺血流の増加（肺うっ血）である．

BTSは，肺血流を増加させる手術である．鎖骨下動脈を離断して肺動脈に吻合する術式（original BTS）が用いられてきたが，現在は，人工血管を用いて鎖骨下動脈と肺動脈との間に短絡路を作成する術式（modified BTS）が行われている．チアノーゼ性先天性心疾患（Fallot四徴症，肺動脈閉鎖など）が対象である．

BTS術後画像では，人工血管内の血栓付着や吻合部狭窄の確認が必要となる．

鑑別診断

- 肺動脈の術後狭窄
- 肺動脈内血栓

参考文献

1) 大嶋義博：手術術式：緊急・準緊急姑息術のPoint．日小児循環器会誌 **31**: 25-29, 2015.

4 心・血管系領域

25 先天性心疾患術後画像で注意すべき所見は？ その2

福山 緑, 小德暁生

症例 2歳, 男児. 右室単心室症, 肺動脈狭窄症に対する術後.

図1-A 造影CT冠状断像（MIP 5mm厚, 非心電図同期）

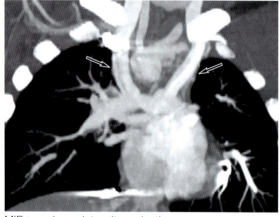

MIP : maximum intensity projection

図1-B 肺動脈および上大静脈を中心に作成した VR画像

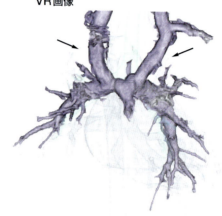

図1-C 追加手術1年後の造影CT冠状断像 （MIP 5mm厚, 非心電図同期）

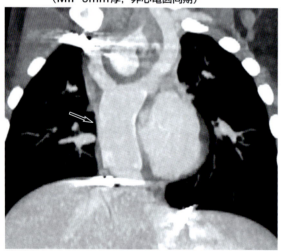

図1-D 追加手術1年後の肺動脈および上下大静脈を 中心に作成したVR画像

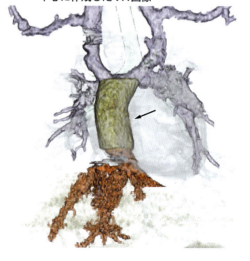

● 本例の画像所見と経過

図1-A, B：両側上大静脈が肺動脈に吻合されている（→）. Glenn術後である. 吻合部に明らかな狭窄は認めない.

図1-C, D：肺動脈と下大静脈（IVC）が導管により吻合されている（→）. Fontan術後である. 肺動脈およびIVC吻合部に狭窄は認めず, 導管内に血栓付着も認めない.

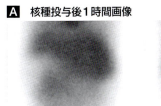
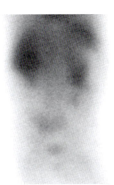
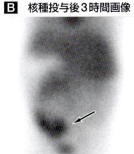
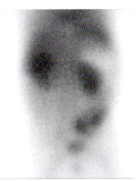
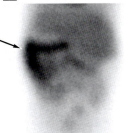
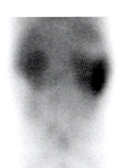
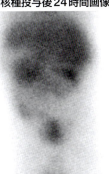
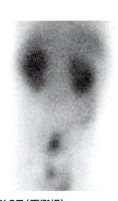
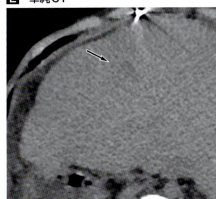
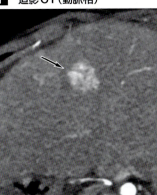
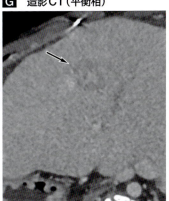

●●● 参考症例 ●●●
図2　10歳台後半，男性　Fontan関連肝機能障害

Fontan術後10年経過．蛋白漏出性胃腸症のコントロール（**A〜D**）と肝機能障害精査目的に入院し，造影CT（**E〜G**）で肝腫瘤を指摘．

A〜D：^{99m}Tc-DTPA-アルブミン（^{99m}Tc-human serum albumin；HSA）をトレーサーとして使用した核種投与後1時間画像（**A**）で，はっきりとした腸管内集積は認めないが，右上腹部で集積増加を認め，3時間後以降（**B〜D**）で腸管内集積が明瞭化している（**B, C**；→）．

E〜G：背景肝は腫大し辺縁の鈍化を認め，腹水も出現している．低アルブミン血症，慢性肝障害の状態が疑われる．肝内には，非造影で肝実質と比較してやや低吸収（**E**；→），動脈相で濃染し（**F**；→），平衡相でwashoutを認め（**G**；→），肝細胞癌を疑う腫瘤を認める．Fontan関連肝機能障害を疑う所見である．

本例は，消化器専門科のある施設に紹介となり，肝腫瘤精査が行われることとなった．

最終診断 先天性心疾患における右心バイパス手術

right heart bypass operation in congenital heart disease

疾患概念

Glenn手術は上大静脈と肺動脈を吻合する術式で，Fontan手術の前段階の手術として行われる．Fontan手術は，上大静脈・下大静脈の血流を直接肺動脈に流入させる術式である．近年は，心外導管を用いて下大静脈の血流を肺動脈に流入させるextracardiac conduit-total cavoplumonary connection（EC-TCPC）法が主流である[1]．

術後画像の注意点は，吻合部狭窄や上大静脈内や導管内の血栓形成による狭窄である．

また，Fontan術後遠隔期には，様々な合併症が出現することが知られている．放射線科で遭遇することのある合併症は，蛋白漏出性胃腸症（protein losing enteropathy；PLE），鋳型気管支炎（plastic bronchitis；PB），Fontan関連肝機能障害（肝硬変や肝腫瘍）（参考症例：図2），血栓塞栓症などである[2]．血栓塞栓症，特に肺動脈塞栓症に関しては，Fontan術後の血行動態により造影CTでの血栓描出が困難となる場合があり，注意が必要である．

鑑別診断とポイント

- 炎症性腸疾患など，その他の原因に伴う蛋白漏出性胃腸症
- 術中輸血関連の肝炎ウイルス感染後の肝細胞癌

おわりに

- 先天性心疾患術後の検査（特に心血管領域において）は，小児循環器診療を専門とする病院で行われるべきである．しかし，手術の長期成績が改善した近年，幼少期に手術加療を受けた成人先天性心疾患術後患者が増加し（生存率が向上し），心臓以外の臓器合併症に対しても長期的な経過観察が求められている．
- 今後は，小児循環器内科を中心として複数の診療科が連携した長期的な経過観察体制が必要となる．そのため，非専門病院での検査が行われた際の読影のポイントを記載した．

●●● 参考文献

1) 櫻井　一：右心バイパス手術（Glenn手術とFontan手術）．日心臓血管外会誌 **50**: 5-i-5-x, 2021.
2) 中野俊秀：Fontan手術の遠隔成績と再介入．日小児循環器会誌 **33**: 362-370, 2017.

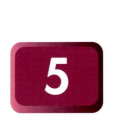

腹部領域（泌尿生殖器以外）

- 26 小児ではあまり見かけないあの疾患．一体なぜ発生した？
- 27 小児ではまずは一元的に
- 28 頻度の壁を超えるには……？
- 29 神経芽腫かと思いきや……？
- 30 好機逸すべからず
- 31 小児は多くを語らない
- 32 全身のどこにでも
- 33 特徴的な病歴に着目する
- 34 生検しないと診断できない？
- 35 Hirschsprung病が疑われた乳児

5 腹部領域（泌尿生殖器以外）

26 小児ではあまり見かけないあの疾患．一体なぜ発生した？

乗本周平

症例 20歳，男性．小児期に発症した悪性腫瘍の治療後で経過観察中．4年間再発なく経過．定期の腹部超音波検査で肝腫瘤を指摘された．

図1-A 腹部超音波像（右肋骨弓下横走査）

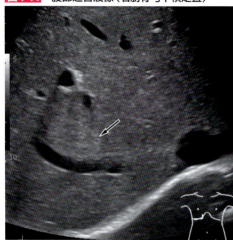

図1-B 腹部カラードプラ像（右肋間走査）

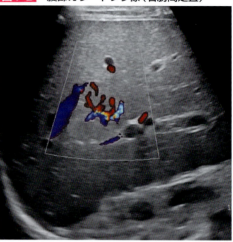

図1-C 脂肪抑制T2強調像

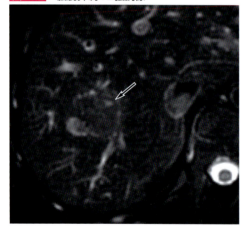

図1-D 拡散強調像（b＝800s/mm²）

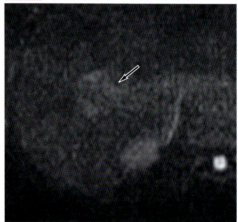

（次ページへ続く）

● 本例の画像所見

図1-A，B：肝前区域に境界明瞭な高エコー腫瘤があり（図1-A；→），中心から末梢へと放射状に血流シグナルが確認できる．

図1-C～F：脂肪抑制T2強調像や拡散強調像では，腫瘤は背景肝と等～若干高信号でわかりにくい（図1-C，D；→）．造影では早期（図1-E）から比較的強く濃染し，15分後の肝細胞相（図1-F）ではEOBの取り込み亢進がみられる．また，肝後区域にも同様の小病変がみられる（図1-E，F；▶）．

超音波検査で特徴的な血流動態を，Gd-EOB-DTPA造影MRI（EOB造影MRI）で肝細胞相での取り込み亢進を同定できれば，診断は難しくない．

（図1　続き）

図1-E　EOB造影（動脈優位相）

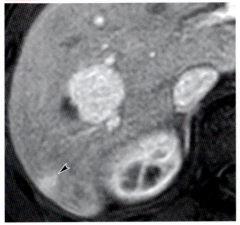

図1-F　EOB造影（肝細胞相）

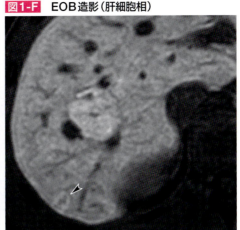

では，この病変が発生した原因は何であろうか？

最終診断 限局性結節性過形成
FNH（focal nodular hyperplasia）/FNH-like lesion

疾患概念

FNH（限局性結節性過形成）は腫瘍ではなく，肝内血流異常に起因する肝細胞の過形成変化である．非硬変肝に発生し，若年〜中年女性に好発する．典型的には，単純CTでは正常肝実質と比して等〜低吸収で，造影早期で強く濃染し，門脈相〜平衡相で等〜軽度低吸収を呈する．MRIでの信号も様々だが，CTとともに正常肝実質に近い信号を呈することが多い．その他に，中心瘢痕の存在，栄養動脈が中心瘢痕から入って放射状に分布する血流動態（spoke wheel pattern），EOB造影MRIの肝細胞相で等〜高信号を呈するなど，特徴的な画像所見が知られている．

FNH-like lesionは，背景肝が正常ではない場合に病理学的にFNHと同様の結節が生じた際の名称である（区別が難しい症例や，病理学的な検討を要する場合もあるため，本例では並列記載とした）．背景肝としては，アルコール性肝炎，B・C型肝炎，Budd-Chiari症候群，Fontan関連肝疾患，門脈形成不全，遺伝性出血性末梢血管拡張症（Osler-Weber-Rendu病），非アルコール性脂肪性肝炎（non-alcoholic steatohepatitis；NASH）など多彩である．

そのひとつとして，化学療法の薬剤毒性によって肝血管障害・微小循環障害が生じ，化学療法から数年〜十数年後にFNH-like lesionが生じる場合がある．小児期のオキサリプラチンやシスプラチン治療が関連しやすいという報告[1]や，悪性腫瘍治療後の小児で転移よりもFNH/FNH-like lesionの方が高率にかつ晩期に発生したなどの報告[2]がある．比較的多発する傾向があるようで，経過でやや増大・新規出現する場合もある．

鑑別診断

● 画像のみでは肝細胞癌や肝細胞腺腫も鑑別に挙がるが，FNH/FNH-like lesionはEOB造影MRIを筆頭に特徴的な所見が知られており，典型像を呈する場合の診断は難しくない．

● 実臨床では，悪性腫瘍の既往があるため，やはり転移性肝腫瘍（再発）が最も鑑別に重要である．小児の場合は超音波検査で経過観察されていることが多く，新規に肝腫瘤が発見された際にはすぐに肝転移・再発疑いとするのではなく，FNH/FNH-like lesionの可能性を念頭に置いて画像を慎重に検討する必要がある．確信を得

A 腹部造影CT（肝実質相）	B 腹部拡散強調像（b＝800s/mm²）
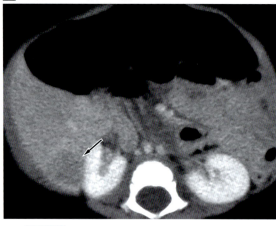	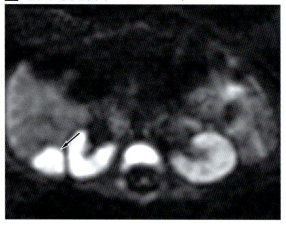

●●● 参考症例 ●●●
図2 2か月，女児　肝芽腫（背景に18トリソミーあり）
A：肝後区域に正常肝実質より低吸収な腫瘤がみられ（→），内部の変性や壊死は目立たない．
B：腫瘤は，拡散強調像では均一な高信号を呈している（→）．

るため，EOB造影MRIをrecommendするのも一手であろう．もちろん，非典型的な画像を呈する転移の可能性もあるので，慎重な経過観察を要する．小児でFNH/FNH-like lesionはあまり発想しにくいかもしれないが，悪性腫瘍の治療歴がある場合に生じることが少なくないという知識があれば，不必要な検査や侵襲を回避できる場合がある．

● 疾患の画像だけでなく，どのような患者背景に生じやすいかを知っておくことは重要である．また，患者情報（年齢，性別，体型，既往歴，薬剤歴，家族歴など）を把握しておくことで，鑑別する疾患は大きく変わることも多い．正確な診断には，その両者ともが必要不可欠である．

● 本筋とは逸れるが，FNH/FNH like lesionは乳児にも生じることがある．乳児の肝腫瘤で肝芽腫は鑑別にあがるが，通常は巨大腫瘤となり腹部膨満や腹痛で発症することが多い．ただし，18 trisomy，Beckwith-Wiedemann症候群などリスクファクターがある場合には，スクリーニングで小病変として発見されることもあり（参考症例：図2），超音波検査だけではFNH/FNH like lesionと判別しにくい場合もある．

● 臨床的には，乳児の肝腫瘤でAFP（α-fetoprotein）高値であれば，肝芽腫が鑑別の筆頭である．ただし，生後10か月あたりまでは生理的高値を示すので，真に異常高値であるかの判断には注意が必要である．この期間に発生した肝腫瘤はAFPのみで良悪性を判断しにくいので，適切な画像検査や慎重な経過観察を要する．

●●● 参考文献

1) Furlan A, Brancatelli G, Dioguardi Burgio M, et al: Focal nodular hyperplasia after treatment with oxaliplatin: a multiinstitutional series of cases diagnosed at MRI. AJR **210**: 775-779, 2018.
2) Smith EA, Salisbury S, Martin R, et al: Incidence and etiology of new liver lesions in pediatric patients previously treated for malignancy. AJR **199**: 186-191, 2012.

5 腹部領域（泌尿生殖器以外）

27 小児ではまずは一元的に

乗本周平

症例 1歳11か月，女児．発熱，皮疹，眼球結膜充血あり．腹部膨満・腹痛が出現したため造影CTを施行．全身状態は比較的良好であった．

図1-A　腹部造影CT

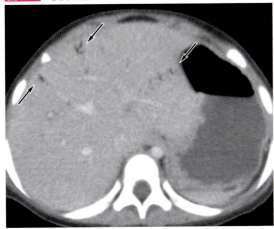

図1-B　腹部造影CT

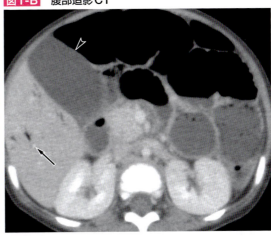

図1-C　腹部造影CT

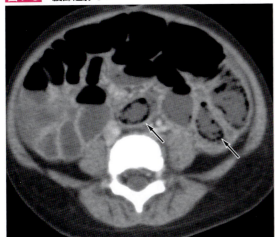

図1-D　腹部造影CT冠状断像

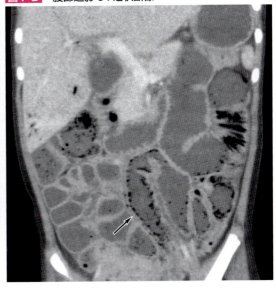

● 本例の画像所見と経過

図1-A，B：肝内には線状，樹枝状のガスがみられ，門脈内ガスと考えられる（→）．胃内容物が多い割には，胆囊は腫大している（図1-B；▶）．

図1-C，D：小腸には広範囲で拡張・液貯留が目立ち，軽度壁肥厚もみられる．小腸壁内にはガスが多数みられ（→），腸管気腫症の所見である．

本症は複数の画像所見がみられるが，小児ではまずは一元的に考えてみる．実は，胆囊腫大・胆

囊水腫を来す疾患として川崎病があり，時に麻痺性イレウスを生じることがある．この知識があれば，すべての所見を一元的に説明できる．門脈内ガスや腸管気腫症は，麻痺性イレウスに伴う二次的な変化でもよい．

本例は腸管虚血の可能性も考慮して，慎重に経過観察が行われた．川崎病の診断基準を満たしたため，免疫グロブリン投与などを行い，症状の改善を認めた．胆囊腫大や腸管拡張・腸管気腫症の所見も改善した．

> **最終診断** 川崎病（に伴った胆囊水腫・麻痺性イレウス）
> **Kawasaki disease**

疾患概念

川崎病は，乳幼児に好発する全身の小型・中型動脈の血管炎を主病態とする疾患といわれており，多彩な症状を呈する[1]．**画像も様々で，咽頭後間隙の浮腫や冠動脈瘤などは比較的有名である**[2]．

川崎病に何らかの消化器症状を合併することは多く，全体の2/3程度にみられる．稀ではあるが，麻痺性イレウスを合併することもある．機序としては，上腸間膜動脈の炎症による腸管の虚血，腸間膜神経叢の虚血が生じ，腸管浮腫や腸管機能不全が生じるためとされている．

川崎病における胆囊水腫は，胆囊壁や胆囊管粘膜の炎症による浮腫性変化という説がある．急性期に5〜20%程度でみられ，時に腹痛の原因となる．小児における胆囊サイズは年齢や体格によって異なり，また日内変動もある．大まかだが，5歳未満では幅3.5cm，長径5.0cmくらいを目安に腫大の有無を判定してもよいと考える．また，食後からさほど時間経過していないのに胆囊の緊満感がある場合も，所見として拾う．本例の胆囊サイズは，幅3.5cm，長径7.0cm程度であった．

鑑別診断

● 本症のポイントは2つある．ひとつは，複数の特徴的な画像所見をみた場合は，小児では一元的に考えると正確な診断にたどり着くことが多いという点である．長年を経て様々な疾患に罹患しうる成人とは異なり，小児では別々の病態が偶然合併する頻度は低い．もうひとつは，日常臨床では頻度の高い疾患の非典型例を常に考えておくという点である．頻度の高い疾患は多彩な画像をとることが多く（頻度が高いのでよく知られている），川崎病でも『川崎病診断の手引き』に麻痺性イレウスが生じうると記載されている[1]．知っていれば川崎病とリンクできるが，知らないと誤った方向へ進みかねない．

● 本症では，腸管の所見のみでは腸炎，IgA血管炎，絞扼性腸閉塞，腸管虚血・壊死なども鑑別となる．胆囊水腫は，胆石，ポリープ，腫瘍による閉塞や胆囊炎なども鑑別となる．しかし，両者を一元的に考えると川崎病が鑑別上位となり，臨床経過なども矛盾しない．IgA血管炎は，時に無石性胆囊炎を生じるので鑑別には残るが，腸管壁肥厚がより目立ち，散在性にみられる（十二指腸や回腸末端が好発）ことが多い．

● 川崎病は，時に主要症状が出現する前に胆囊水腫や麻痺性イレウスなどの急性腹症で発症することがある．不要な手術がなされる場合もあるため，川崎病の多彩な臨床像のひとつとして知っておきたい．画像から川崎病を疑えば，臨床医に軽微な主要症状がないか，トランスアミナーゼ（AST，ALT）値上昇などの参考所見[1]がないかは確認すべきである．

● 川崎病は小児ではcommon diseaseとされる疾患だが，臨床像・画像は多彩であるため，小児専門施設でなくとも，その非典型画像をみる機会は十分にあると考えられる．

●●● 参考文献

1) 日本川崎病学会，日本川崎病研究センター，厚生労働科学研究　難治性血管炎に関する調査研究班：川崎病診断の手引き，改訂第6版．available at: https://jskd.jp/wp-content/uploads/2022/10/tebiki201906.pdf

2) Tsujioka Y, Handa A, Nishimura G, et al: Multisystem imaging manifestations of Kawasaki disease. RadioGraphics **42**: 268-288, 2022.

5 腹部領域（泌尿生殖器以外）

28 頻度の壁を超えるには……？

乗本周平

症例 日齢26，女児．胎児期に腹部腫瘤を指摘されており，出生後に精査のため当院受診となった．なお，当院初回受診時の日齢8での超音波検査と比較して，腫瘤のサイズは大きく変化なし．

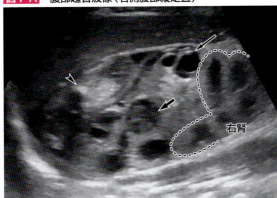

図1-A　腹部超音波像（右側腹部縦走査）

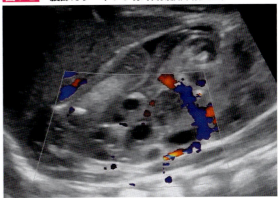

図1-B　腹部カラードプラ像（右側腹部縦走査）

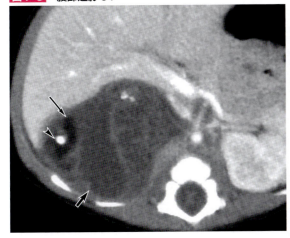

図1-C　腹部造影CT

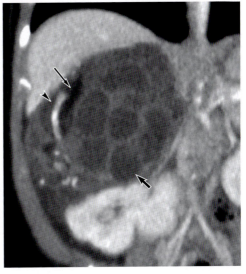

図1-D　腹部造影CT冠状断像

● 本例の画像所見と経過

図1-A, B：右腎と肝の間に腫瘤があり，囊胞（**図1-A**；→）や石灰化のような高エコー構造（**図1-A**；▷）がみられる．囊胞は，腫瘍の囊胞変性としてはあまりに境界明瞭で，違和感を覚える．内腔が高エコーを呈しているものもある（**図1-A**；→）．また，プローブを動かして観察すると，囊胞というより管腔構造のような形態で，腸管のようにみえた．腫瘤内部には一部に血流が生じる（**図1-B**）．多彩な構造を含んでおり，奇形腫が考えられる．

図1-C, D：腫瘤内には脂肪成分（→）や石灰化構造（▷）がみられる．**図1-D**では，石灰化という

よりは骨のような形態である．また，ループ状になった腸管のような構造が確認できる（→）．

手術にて摘出され，後腹膜の未熟奇形腫と診断された．

 未熟奇形腫
immature teratoma

疾患概念

奇形腫は，小児の後腹膜腫瘍では神経芽腫，Wilms腫瘍に次ぐ頻度である．乳児と若年成人の発症が多い．成熟奇形腫と未熟奇形腫の鑑別だが，一般的には充実成分があれば未熟奇形腫とされる．しかし，成熟奇形腫でも充実成分（Rokitansky結節）がみられうるし，画像で充実成分が同定できなくても未熟奇形腫のこともあり，両者の鑑別は画像のみでは難しい[1]．どちらも脂肪成分を含むことが多く，石灰化も高頻度でみられる．画像では脂肪や石灰化を同定できれば，診断は容易である．脂肪成分はCTやMRIでは同定しやすいが，超音波検査では慣れていないとわかりにくいことが多い．

鑑別診断

- 新生児の副腎（領域）腫瘤として，頻度から，まずは神経芽腫と副腎出血を考える．両者の鑑別ポイントを挙げる（）．
- その他に腫瘍マーカーやMIBGシンチグラフィも参考となる．ただし，実際は様々な画像を呈することがあり，鑑別に悩む場合も少なくない．神経芽腫は腫瘍マーカー陰性，MIBGシンチグラフィで集積が乏しい場合や，自然退縮する場合もあるので，実臨床では慎重に経過観察を繰り返すことが多い．初回画像のみでは断定的な診断は困難であり，画像のみで決めつけずに臨床像と対比して，経過観察する必要がある．

表1 神経芽腫と副腎出血の鑑別ポイント

	神経芽腫	副腎出血
局在	左右どちらも	右に多い（両側もあり）
血流	豊富	乏しい
石灰化	あり	初期は稀
臨床経過	様々	縮小傾向

- 本症ではポイントが2つある．ひとつは，超音波検査で脂肪成分がわからなくても，奇形腫を鑑別に挙げられるかである．卵巣腫瘍などでもそうだが，"奇形腫⇄脂肪を含む"としばしば同値関係でとらえられがちである．あながち間違いではないが，例えば，小児の卵巣奇形腫では脂肪が画像でほとんど同定できない場合も多く，嚢胞にしかみえない場合もある．本症も脂肪を同定できなければ，奇形腫という発想がそもそも消えてしまうかもしれない．多彩な構造を含む画像所見から，奇形腫を鑑別に忘れないようにしたい．
- もうひとつは，本症の嚢胞に違和感を感じられるかである．神経芽腫などの充実性腫瘍の変性にしては均整がとれすぎている．変性ではなく，腫瘍そのものの嚢胞をみている印象である．また，嚢胞性神経芽腫といわれるものや，副腎出血の典型像（次項p.A79の参考症例：図2, 3参照）とも異なる．
- 研究会やクイズで稀な疾患を知ると，つい実臨床でも鑑別診断に挙げたくなるが，実際はなかなか頻度の壁を超えない．稀な疾患で画像所見がいくつか合致すれば飛びつきたくなるが，自分の思い込みではないか，都合良く所見をこじつけていないかを自問自答する．
- まずは，頻度の高い疾患で説明できないかを考えてみる方がよい．それでも，やはり頻度の高い疾患では違和感が強い，矛盾点がある場合は，頻度の壁を超えた鑑別を考えるべきである．

●●● 参考文献

1) Ueno T, Tanaka YO, Nagata M, et al: Spectrum of germ cell tumors: from head to toe. RadioGraphics **24**: 387-404, 2004.

5 腹部領域（泌尿生殖器以外）

29 神経芽腫かと思いきや……？

乗本周平

症例 8か月，女児．発熱，腹部膨満，嘔吐で受診．血圧 78/40mmHg，Hb 6.0g/dLで，出血性ショックが疑われた．

図1-A 腹部造影CT
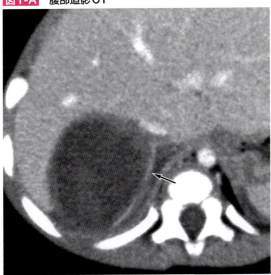

図1-B 腹部造影CT冠状断像
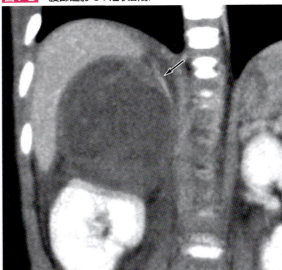

図1-C 脂肪抑制T2強調像
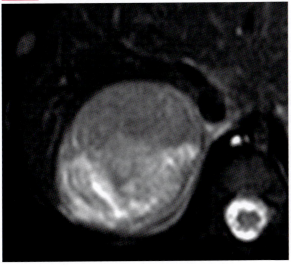

図1-D T1強調像
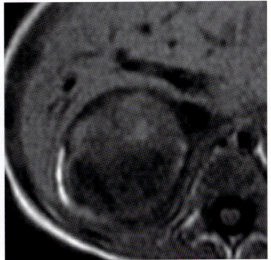

（次ページへ続く）

(図1 続き)

図1-E 拡散強調像（b＝500s/mm^2） **図1-F** 造影後脂肪抑制T1強調像

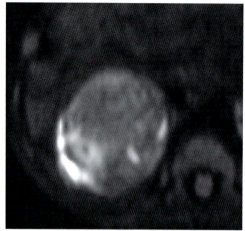
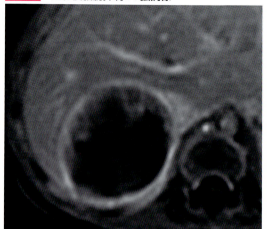

本例の画像所見と経過

図1-A，B：右副腎領域にみられる腫瘤は境界明瞭で，内部不均一な低吸収を呈する．腫瘤辺縁には，薄く充実成分があるようにみえる．腫瘤の辺縁に，副腎が引き伸ばされたような構造がみられる（→）．なお，腫瘤周囲にも血腫がみられ，腹腔内には血性腹水も疑われた（非提示）．

図1-C，F：腫瘤内部は脂肪抑制T2強調像（**図1-C**）で不均一に高信号，T1強調像（**図1-D**）で低信号と高信号が混在し，内部出血が示唆される．拡散強調像（**図1-E**）では辺縁に強い高信号がみられる．造影（**図1-F**）では辺縁に充実成分の濃染がみられる．

右副腎（領域）の境界明瞭な腫瘤で，内部は出血など変性が強いようである．副腎出血は通常は新生児期にみられる．変性の強い神経芽腫は鑑別から外せないが，ショックになるほど出血・破裂するのは稀である．手術が行われ，副腎皮質癌と診断された．

最終診断 副腎皮質癌
adrenalcortical carcinoma

疾患概念

副腎皮質癌は非常に稀だが，全体の半数以上は5歳以下に発生し，女児に多い．多くはホルモン産生腫瘍であり，小児ではアンドロゲン産生による男性化徴候の頻度が高い．また，一部の遺伝性腫瘍症候群（Beckwith-Wiedemann症候群やLi-Fraumeni症候群など）に合併する腫瘍としても知られている．

画像は，典型的には内部に出血や壊死を伴った不均一な腫瘤で，時に石灰化もみられる．周囲組織への圧排・浸潤傾向があり，肺・肝・傍大動脈リンパ節・骨などへの転移も生じうる．サイズはしばしば大きく，平均8cmともいわれている．ただし，上述のような症候群を背景としたスクリーニングなどで偶然発見される場合があり，時にサイズが小さく，内部も均一な像（小さな神経芽腫や腺腫と鑑別が困難）を呈することもある．

鑑別診断

- 本症の最大の鑑別は（囊胞性）神経芽腫（参考症例：）だが，ショックになるほどの出血は稀である．副腎出血は，通常は新生児期にみられることが多い（参考症例：図3）．
- 前述のように，頻度の高い疾患に矛盾点が生じ

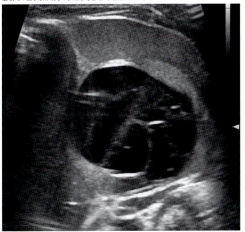

●●● 参考症例 ●●●
図2 日齢9，男児　嚢胞性神経芽腫
隔壁を伴ったような嚢胞が主体で，充実成分や石灰化ははっきりしない．

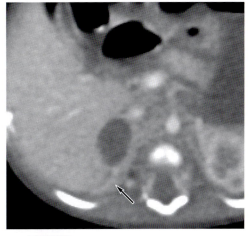

●●● 参考症例 ●●●
図3 日齢13，男児　右副腎出血
右副腎領域に嚢胞性病変がみられ，充実成分ははっきりしない．右副腎が辺縁に認められる（→）．

た場合には，稀な疾患（**副腎皮質癌，腺腫，褐色細胞腫**など）が鑑別に挙がるが，個々の鑑別は難しい．
- 小児では，副腎皮質癌と腺腫の鑑別には様々な基準が報告されており[1]，良悪性の確実な鑑別は困難とされている．画像からは，やはり悪性らしさ（内部出血壊死，周囲浸潤傾向，転移）があれば，副腎皮質癌を考えたい．副腎皮質癌と褐色細胞腫の鑑別には，ホルモン値も有用である．

- 注意すべきは，**副腎皮質癌は完全切除が望ましく，治療方針決定に必要でない限り生検は推奨されないという点である．ゆえに，画像や臨床像からその可能性を示唆することは重要である．**
- 頻度の壁を超えることは難しいが，治療方針にかかわるなど，臨床的に鑑別を挙げておくことが重要な疾患は押さえておきたい．

●●● 参考文献
1) Wieneke JA, Thompson LD, Heffess CS: Adrenal cortical neoplasms in the pediatric population: a clinicopathologic and immunophenotypic analysis of 83 patients. Am J Surg Pathol **27**: 867-881, 2003.

5 腹部領域（泌尿生殖器以外）

30 好機逸すべからず

乗本周平

症例1 9歳，女児．嘔気，腹部膨満にて受診．腹部単純X線写真で胃の拡張を認め，減圧目的にNGチューブ挿入，状態評価のため上部消化管造影が施行された．

図1-A　上部消化管造影（NGチューブ挿入直後）　　図1-B　上部消化管造影（減圧後）

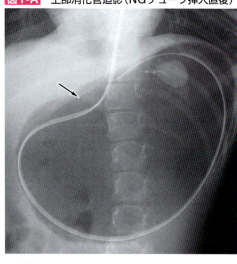
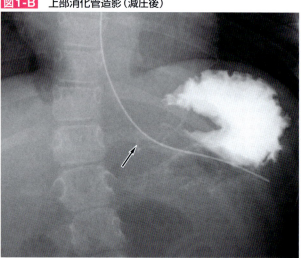

症例2 6歳，女児．嘔気・嘔吐，腹部膨満にて受診．腹部単純X線写真，造影CTが施行された．

図2-A　腹部単純X線写真（立位）

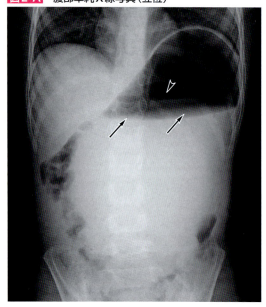

（次ページへ続く）

本例の画像所見と経過

症例1（図1）：NGチューブが噴門を越えて右側へ走行しており（図1-A；→），通常とは異なる．減圧後は，NGチューブの走行は正常化（噴門を越えて正中から左側へ走行，図1-B；→）している．

症例2（図2）：胃が拡張し，液面形成を呈している（図2-A；→）．よくみると，それに重なって，もう1か所で液面形成が確認できる（図2-A；▶）．腹部食道（図2-B, C；→）の腹側を横切るように胃がbeak状に変形しており，胃前庭部〜幽門に相当する（図2-B, C；▶）．十二指腸（図2-B, C；→）に連続する．

腹部食道（図2-D, E；→）を丹念に追跡すると，図2-B, Cでみられた胃前庭部〜幽門より尾側で胃噴門に連続する（→；十二指腸）．

（図2　続き）
図2-B〜E　腹部造影CT（B〜Eは連続スライス）

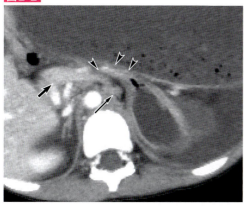
図2-B

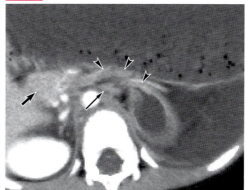
図2-C

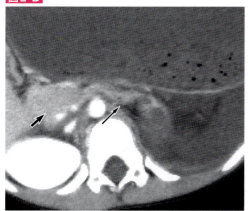
図2-D

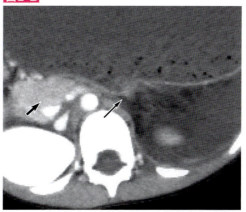
図2-E

なお，左上腹部に脾臓は同定できない（遊走脾で臍レベル正中にみられた：非提示）．

症例1, 2とも，短軸性胃軸捻転症が疑われた．減圧にて症状の改善を認め，後に胃固定術が施行された．

最終診断　短軸性（間膜軸性）胃軸捻転症
mesenteroaxial gastric volvulus

 疾患概念

胃軸捻転症は，胃が生理的範囲を越えて回転した状態をいう．背景には，胃を固定する間膜の欠損や弛緩があることが多く，横隔膜弛緩症や挙上症，遊走脾などを合併しやすい．回転軸によって長軸性（臓器軸性）と短軸性（間膜軸性）に分類され，混合型も生じうる．シェーマを図3に示す[1]．

長軸性は，横隔膜の異常（特に傍食道型の食道裂孔ヘルニア）を伴うことが多い．基本的に大彎が縦隔に脱出するように，横隔膜上に異常があり，絞扼のリスクもある．短軸性は横隔膜下にみられ，解剖学的に360°を超えた捻転が生じにくいので，絞扼のリスクは比較的低い．小児では一般に，新生児期・乳児期に多く慢性型をとりやすいのが長軸性で，2歳以降に多く急性型をとりやすいのが短軸性である．なお，新生児期・乳児期は，しばしば胃は横位の形態をとる（参考症例：図4）．これを，長軸性の捻転と誤認しないよう注意が必要である．出生からほとんどの時間で臥位をとる新生児・乳児は，尾側方向へ重力の影響を受けていないため，まだ成人の胃の形態にはなっていない．

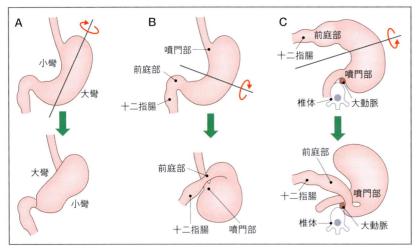

図3 胃軸捻転症のシェーマ
A：長軸性（臓器軸性）の正面図：大彎が頭側に小彎が尾側に偏位する．
B：短軸性（間膜軸性）の正面図：前庭部が噴門より上位に偏位し，交差する（逆α状）．
C：短軸性（間膜軸性）の平面図（CT横断像のような図）：前庭部が噴門より上位に偏位し，交差する．
（文献1）を参考に作成）

上部消化管造影

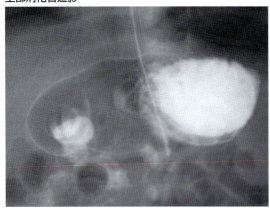

●●● 参考症例 ●●●
図4 1か月，女児　正常例（嘔吐の精査）
長軸性の捻転にみえるが，胃が横位なだけで，新生児・乳児期では正常形態である．

次に，短軸性について述べる．短軸性の症状として上腹部痛，嘔気・嘔吐，腹部膨満があるが，"嘔気があっても吐けない"というのは1つの特徴である．画像は，腹部単純X線写真で胃の拡張とガス充満を認める．拡張した胃の頭側に，前庭部の空気が帽子のように認められること（air cap sign）や，立位で胃の液面形成が2か所認められることもある．上部消化管造影では胃前庭部が噴門と交差するような形態がわかりやすいが，NGチューブの挿入直後の走行が特徴的である．通常ならチューブが噴門を越えて胃に入っていく際，正中→左側の方向へ進むが，短軸性の場合は真下（〜やや右

側）へ進んでいく．挿入"直後"としたのは，減圧されると捻転が自然解除されることがあり，通常のチューブの走行になった画像のみでは診断が難しいからである．

鑑別診断

- 一般的には，器質的閉塞・狭窄による胃排泄遅延が起こる疾患（肥厚性幽門狭窄症，十二指腸閉鎖/狭窄，中腸軸捻転，IgA血管炎，アニサキス，腫瘍による圧排など）と，器質的閉塞・狭窄がない胃不全麻痺（過食，糖尿病，薬剤，アブレーション後など）が鑑別となるが，小児に生じる疾患は限られる．
- 特徴的な腹部単純X線写真と病歴があれば，胃軸捻転症をまずは疑う必要がある．その際に，NGチューブの走行に着目すれば，診断できることがある．むろん，造影CTがあれば丹念に消化管走行を評価することで診断できるが，特に小児ではCTなしでも診断できるに越したことはない．チューブ挿入の好機を逸せずに診断につなげたい．

●●● 参考文献
1) 荒木　力：VI章 イレウス．ここまでわかる急性腹症のCT，第2版．メディカル・サイエンス・インターナショナル，p.181, 2012.

5 腹部領域（泌尿生殖器以外）

31 小児は多くを語らない

乗本周平

症例 5歳，男児．4日前から嘔吐が続くため受診．水分は飲めるが，食べ物は吐いてしまう．軽度の腹痛の訴えがあるが，診察上は再現性が乏しい．本人，家族とも，4日前以前に食事歴・外傷歴など思い当たる特記事項なし．

図1-A 腹部カラードプラ像（上腹部正中横走査，十二指腸水平脚を描出）

図1-B 腹部超音波像（上腹部正中横走査，十二指腸水平脚を描出）

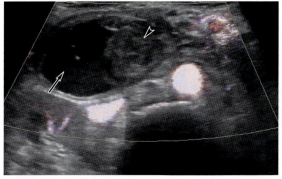
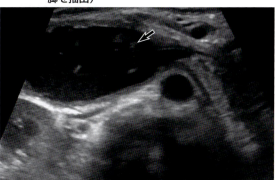

図1-C 腹部造影CT

図1-D 腹部造影CT冠状断像

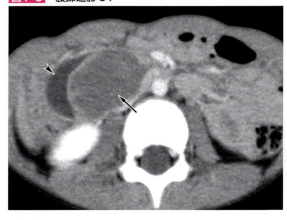
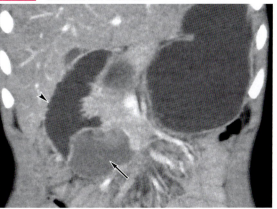

本例の画像所見と経過

図1-A, B：一見すると拡張した十二指腸水平脚にみえるが，十二指腸壁が取り囲むように低エコーの腫瘤が内腔にはまり込んでおり（**図1-A**；→），内部に血流はみられない．内部には，やや不整な高エコー（**図1-A**；►），高エコーな浮遊物（**図1-B**；►）もみられる．

図1-C, D：十二指腸水平脚に，拡張した近位十二指腸内腔の液貯留（►）よりやや高吸収な腫瘤（→）があり，辺縁に壁構造もみられる．これによる通過障害のため，近位十二指腸と胃は液貯留で拡張している．

十二指腸壁内血腫が疑われ，保存加療により症状・画像とも改善した．なお，はっきりした外傷の既往はなかったが，追加の問診で保育園で友達とよく戦いごっこはしていたとのことであった．

最終診断 十二指腸壁内血腫
intramural duodenal hematoma

疾患概念

十二指腸壁内血腫は鈍的外傷（自転車のハンドル損傷など），虐待，医原性（内視鏡など）といった外力や，出血傾向の背景などによって生じる．十二指腸は椎体前面の後腹膜に固定され，外力の影響を受けやすい閉鎖的腸管であり，粘膜下の静脈叢も発達しているため，比較的軽微な外力でも壁内血腫を生じやすい[1]．また，特に小児では成人より肋骨角が広く，腹壁の筋肉が未発達であるため，外力の影響を受けやすい．

症状は血腫による内腔狭窄により，嘔吐や腹痛が多い．時に，乳頭部が圧迫されて閉塞性黄疸や膵炎を生じることもある．**特に嘔吐症状は受傷直後ではなく，1～2日後に出現することが多い．そのため，患者自身や家族が受傷のエピソードを訴えない場合もある．**

画像は胃・十二指腸の拡張と，十二指腸の走行に一致した嚢胞性腫瘤がみられる．血腫の時相により超音波検査でのエコーレベルは様々だが，内部に血流は生じない．CTでも同様で内部が造影されない不均一（時には均一）な腫瘤としてみられ，十二指腸壁に偏在性・あるいは全周性に病変がみられる．

鑑別診断

- まずは病変の局在と，内部に血流が生じないことを把握する必要がある．局在は小児では，CTよりも超音波検査の方がわかりやすいこともある．十二指腸の走行に一致する嚢胞性腫瘤として，嚢胞性リンパ管腫の出血，重複嚢胞（duplication cyst），膵仮性嚢胞が挙がる．
- リンパ管腫は隔壁を伴うことが多く，壁に層構造はない．
- 重複嚢胞は十二指腸の発生は非常に稀である．
- 膵仮性嚢胞は一見紛らわしいが，十二指腸に局在があるとわかれば除外できる（十二指腸水平脚は大動脈と上腸間膜動脈の間に挟まれるように走行するので，血管などとの位置関係から膵由来ではないことがわかる）．
- もちろん外傷のエピソードも重要だが，小児では病歴の聴取が困難な場合もある．軽微な外力でも生じうるので，本人や家族も記憶にないこともある．本例でも推測の域を出ないが，友達と遊んでいる際の外力が誘因かもしれない．小児は驚くほどに激しい動きをすることがあるので，どの程度の外力があったかは予想できない．
- **特に乳幼児にみられた場合は，虐待の可能性も必ず考慮すべきである．**多くを語らない（語れない）小児では，画像からその原因を推察することも重要である．

●●● 参考文献

1）原田道彦，橋都正洋，久米田茂喜・他：受傷2週間後に発症した外傷性十二指腸閉塞の1例．信州医誌 **50**: 187-190, 2002.

5 腹部領域（泌尿生殖器以外）

32 全身のどこにでも

乗本周平

症例 7歳，女児．2日前から下腹部痛あり．前医で単純CTが施行され，腹部腫瘍が疑われたため当院を紹介受診となった．

図1-A 腹部超音波像（左下腹部横走査）

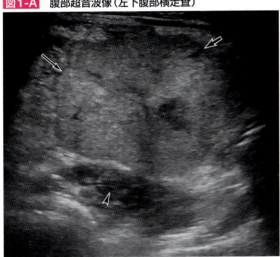

図1-B 腹部超音波像（左下腹部縦走査）

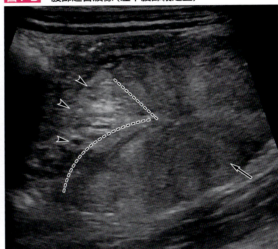

図1-C 腹部カラードプラ像（左下腹部縦走査）

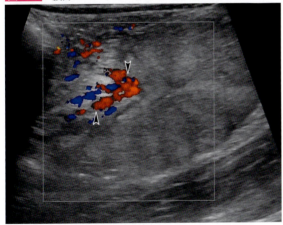

（次ページへ続く）

● 本例の画像所見と経過

図1-A：大腰筋（▶）の腹側に，境界明瞭，内部に高エコー・低エコーが混在する不均一な腫瘤を認める（→）．一部に小さな無エコー域がみられる（→）．

図1-B，C：縦走査で腫瘤（→）上側は凹型の形態である．腫瘤頭側には高エコーな構造があり（**図1-B**；▶），カラードプラでは血管走行らしい血流がみられ（**図1-C**；▶），浮腫状の腸間膜である．腫瘤内には血流はみられない．

図1-D～F：腫瘤は脂肪抑制T2強調像（**図1-D**）

(図1 続き)

図1-D 脂肪抑制T2強調像

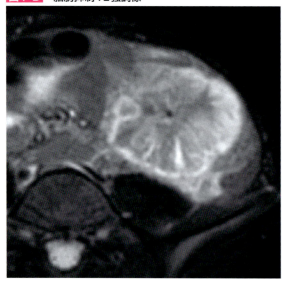

図1-E T1強調像

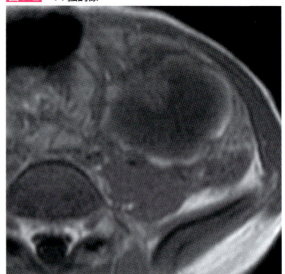

図1-F 造影後脂肪抑制T1強調冠状断像

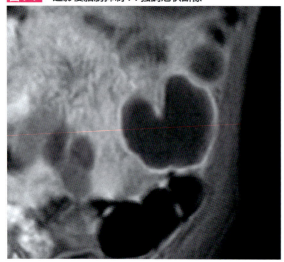

で辺縁高信号，内部低信号と高信号が混在，隔壁様の構造を伴う．T1強調像（**図1-E**）では辺縁高信号，内部は脳脊髄液よりは高信号で出血が示唆される．造影（**図1-F**）では辺縁が濃染し，内部には造影効果はみられない．**図1-B，C**と同様に，上側は凹型の形態である．

　形態からも腸間膜由来の病変と考えられる．超音波検査では血流が乏しいものの充実性腫瘍を除外できなかったが，造影MRIにて出血したリンパ管奇形（リンパ管腫）が疑われた．経過観察にて腫瘤の縮小が確認された．

最終診断 出血を伴ったリンパ管奇形（リンパ管腫）

lymphatic malformation (lymphangioma) with hemorrhagic change

疾患概念

　リンパ管奇形は，リンパ管の形成不全によるlow-flow typeの脈管奇形の一種である．胎生期の未熟リンパ組織が，リンパ管に接合できずに拡

張したものと考えられている．リンパ管腫や嚢胞性ヒグローマとも呼称されることがあるが，ISSVA（The International Society for the Study of Vascular Anomalies）分類ではリンパ管奇形という名称で分類されている[1][2]．このISSVA分類では，嚢胞状リンパ管奇形はmacrocystic type（嚢胞腔が1cm以上）とmicrocystic type（1cm未満）に分類され，mixed typeもみられる．全身のどこにでも発生するが，頭頸部が比較的多い．ほとんどは5歳までに臨床症状が出現する．無症状のことも多いが，出血や感染によって急速に増大するため，そこで初めて気づかれることがしばしばある．体表に近いと腫瘤を触れるので，「軽度の疼痛を伴うしこりが突然出現した」という主訴もよくある．隙間を埋めるような進展パターンが多いが，増大すると既存構造を圧排することもある．頸部では気道閉塞を来すこともあり，注意が必要である．

　画像は境界明瞭な多房性嚢胞性腫瘤であり，隔壁を伴う．前述のように大小様々なサイズの嚢胞集簇のことがあり，小さなものがほとんど視認できず，嚢胞が連続せずに散らばってみえることもある．超音波検査では嚢胞内部は無（〜低）エコーで，隔壁には血流が生じることもある．隔壁はMRIよりも超音波検査の方がわかりやすい．病変が軟らかいとプローブの圧迫で変形して，わかりにくい場合がある点に注意する．MRIではT1強調像で低信号，T2強調像で高信号を呈し，病変の局在がよくわかる．造影では辺縁や隔壁は濃染することがある．出血や感染を生じると，内部は多彩なエコーレベル・信号を呈し，fluid-fluid level形成もよくみられる．

鑑別診断

- リンパ管奇形は出血や感染を生じると，超音波検査や単純CTでは充実性腫瘍のような像をとることがあるので注意が必要である．カラードプラで内部に血流がみられないことが，診断のポイントである．また，全身のどこにでも生じうるので，内部に血流や造影効果がない病変では常に鑑別に挙がる．

- 鑑別としては，出血を伴った重複嚢胞（duplication cyst）があるが，通常は隔壁をもたず単房性である．消化管に近接するのが原則であり，超音波検査で壁に層構造がみられる点は，リンパ管奇形との鑑別に有用である．

- 奇形腫は嚢胞内の出血はあまりなく，石灰化や脂肪を同定できれば診断には迷わない．

- 充実性腫瘍の出血・嚢胞変性は通常は壁が厚く，不整である．肉腫は時に辺縁に薄い充実部を残して内部変性することがあるが，局在，充実部の拡散制限の有無，増大傾向の有無などから鑑別可能である．

参考文献

1) International Society for the Study of Vascular Anomalies: ISSVA Classification of Vascular Anomalies ©2018. available at: https://www.issva.org/classification

2) 難治性血管腫・脈管奇形・血管奇形・リンパ管腫・リンパ管腫症および関連疾患についての調査研究班（編）；血管腫・脈管奇形・血管奇形・リンパ管奇形・リンパ管腫症診療ガイドライン2022. available at: https://issvaa.jp/wp/wp-content/uploads/2024/02/456f4401fc4d6ae2872da1dd57563868.pdf

5 腹部領域（泌尿生殖器以外）

33 特徴的な病歴に着目する

乗本周平

> **症例** 10歳台前半，男児．1年前から月に1回くらい少量の下血があった．腹痛はなし．トイレに入ると30分以上は出てこないことがある．

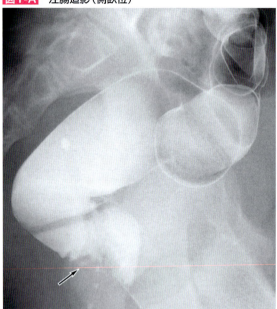

図1-A　注腸造影（側臥位）

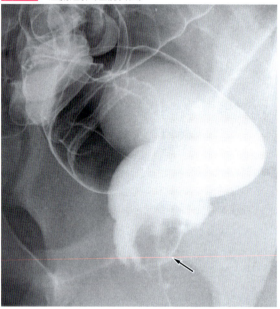

図1-B　注腸造影（左前斜位）

● 本例の画像所見と経過

図1-A, B：下部直腸後壁に表面不整な隆起性病変がみられ（→），内腔の半周ほどを占める．

内視鏡（非提示）では，表面が一部乳頭状にもみえる毛細血管の発達した隆起性病変であった．内痔核やポリープなどが鑑別に挙がったが，生検によって直腸粘膜脱症候群（mucosal prolapse syndrome of the rectum；MPSR）と診断された．排便習慣の異常（排便時間が30分以上，1日に10回以上の排便など）があり，典型的な病歴であった．

最終診断 直腸粘膜脱症候群
mucosal prolapse syndrome of the rectum (MPSR)

疾患概念

MPSRは，顕性あるいは不顕性の直腸粘膜脱に伴う粘膜虚血や過形成変化が原因となり，隆起性病変，平坦発赤病変や潰瘍性病変が形成される疾患である．病理学的には，fibromuscular obliteration（潰瘍や炎症の修復機転において生じる平滑筋線維と膠原線維の増生）が，粘膜固有層で顕著にみられる．かつては，solitary rectal ulcer syndromeやlocalized colitis cystica profundaなどと呼称されていた．ほぼ全例に排便時間が長い，排便回数が多いなどの病歴があり，排便時のいきむ習慣との関連があるとされる．恥骨直腸筋（排便時はこれが弛緩する）の奇異性収縮が原因との意見もある．

20〜30歳に多いが，小児や高齢者でもみられる．性差は報告によってまちまちである．症状は下血，血便が多いが，肛門痛，残便感，粘液排泄，直腸テネスムスなどもある．

内視鏡では隆起型，潰瘍型，平坦型に分類され，隆起型は下部直腸に，潰瘍型と平坦型は中部直腸に多い[1]．好発部位は肛門縁から5〜10cmの前壁だが，後壁や側壁にも発生する．

注腸造影では，表面不整な隆起性病変，直腸全周性狭窄（伸展性は保たれる），潰瘍形成，Houston弁の肥厚などがみられるが，非特異的である．CTやMRIでのまとまった報告はあまりないが，限局的な壁肥厚や腫瘤像を呈し，後述の鑑別疾患との区別が難しい．隆起性病変の粘膜下に粘液嚢胞の貯留を伴うことがある[3]．

治療は，排便週間の改善，緩下薬や食事療法など保存的加療がなされることが多い．症状が強い場合は外科的切除がなされることもある．

鑑別診断

- 注腸造影，CT，MRIなどいずれにおいても，腫瘍性病変（大腸癌，ポリープ，粘膜下腫瘍，悪性リンパ腫など）や，炎症性病変（Crohn病，潰瘍性大腸炎，虚血性直腸炎，直腸潰瘍，鈍的外傷など）との区別が難しい．

- 排便習慣の異常という病歴が重要で，MPSRを疑う根拠となる．ただし，この情報は常に知られているわけではないので，時には主治医に再度問診をしてもらう必要がある．

- 診断には，病理組織でfibromuscular obliterationを確認する必要があるが，生検部位や検体によっては診断がつかない場合がある．MPSRが疑わしい場合は，生検を繰り返すか，より大きい組織を採取する必要がある[2]．また，内視鏡的に悪性を疑われ過大手術をなされた症例や，生検組織で悪性と見誤った症例なども過去にはある．

- このような病理診断において，ピットフォールがある疾患（例えば，スキルス胃癌を疑う場合は，通常の鉗子生検では偽陰性となることがあり，ボーリング生検をrecommendするなど）は，是非とも知っておきたい．

- 日常臨床では，特徴的な病歴のみで安易に飛びついてはいけないが，時に診断の助けとなる重要なキーワードとなりうる．

参考文献

1) 藤沼澄夫，掛村忠義，佐藤浩一郎・他：直腸粘膜脱症候群（mucosal prolapse syndrome）の診断と治療．日消内会誌 50: 3010-3018, 2008.
2) 大川清孝，青木哲哉，上田 渉・他：直腸粘膜脱症候群診断のこつ．日消内会誌 56: 494-503, 2014.
3) Bhagwanani A, Kearns C, Vijan A, et al: Colitis cystica profunda. RadioGraphics 43: e230184, 2023.

5 腹部領域（泌尿生殖器以外）

34 生検しないと診断できない？

乗本周平

症例 9歳，女児．1年前から右鼠径部の腫脹を自覚し，前医で鼠径ヘルニア疑いとされ当院を紹介受診となった．疼痛はなし．

図1-A 腹部超音波像（左右外陰部縦走査，右は腫脹部）

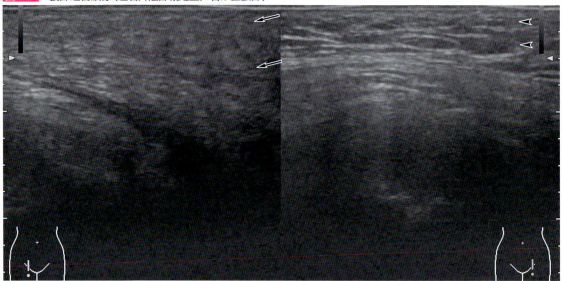

図1-B 外陰部MRI，T1強調像

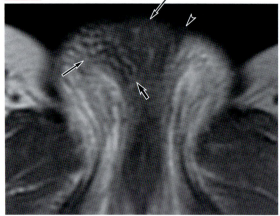

図1-C 外陰部MRI，T2強調像

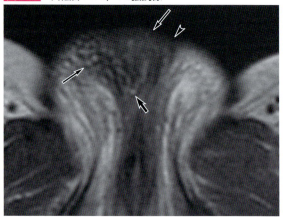

（次ページへ続く）

（図1　続き）

図1-D 外陰部MRI，脂肪抑制T2強調像

図1-E 外陰部MRI，T2強調冠状断像

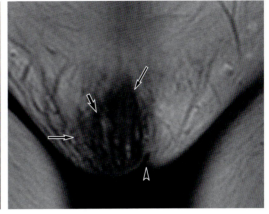

本例の画像所見と経過

図1-A：超音波検査では右大陰唇部の皮下組織が厚く，対側よりやや高エコーである（→）．内部は線状・索状の低エコー域が一定方向を向くように混在している．対側にみられる正常脂肪織（▶）のtextureを残しているような像である．病変の境界は不明瞭である．

図1-B, C, E：MRIでは，腫脹部はT1強調像・T2強調像ともに筋と同程度の低信号を呈し，境界不明瞭である（→）．内部に線状・索状の高信号（正常脂肪織と等信号）も介在している（➡）．陰裂は左へ偏位している（▶）．

図1-D：脂肪抑制T2強調像では一部が淡い高信号で，線状高信号を呈する部分もみられる（→）．

超音波検査で鼠径ヘルニアは否定された．特徴的な画像と臨床像から，CALMEが疑われた．経過観察の方針となり，その後の3年間で病変は若干縮小した．

最終診断 childhood asymmetrical labium majus enlargement（CALME）

疾患概念

CALMEは思春期前～早期思春期に片側の鼠径部～大陰唇の腫脹を呈する疾患で，これまでprepubertal vulval fibromaやprepubertal unilateral fibrous hyperplasia of the labium majusなどの呼称があるが，同一概念と考えられている．臨床症状は局所の腫脹で，半年以上かけて目立ってくることが多い．触診では弾性軟で，疼痛は伴わないことが多い．

病理学的には線維芽細胞・膠原線維の疎な増殖で，内部に正常の血管・神経・脂肪組織が混在し，細胞密度は低く異形成は認められない[1)2)]．免疫染色では，エストロゲン受容体，CD34が陽性となる報告が多いとされている．

治療については様々な意見があるが，生理的反応やホルモン反応との見方から，最近では経過観察を推奨する報告が多い．増大傾向や疼痛があれば手術も考慮されるが，整容面に配慮して無理に完全切除をすべきでないとの意見もある[3)]．

画像所見も病理を反映して，線維組織と脂肪組織が混在した像を呈する．超音波検査では腫脹部は正常脂肪織よりやや高エコーで，境界不明瞭である．内部に正常脂肪織と考えられる線状・索状の低エコーがみられる．CTでは索状・網状の境界不明瞭な濃度（吸収値）上昇がみられ，造影にて淡く濃染することが多い．MRIでは，筋よりT1強調像で低信号，T2強調像で低～等信号で，内部に線状・索状の高信号域が混在することがある．脂肪抑制T2強調像では周囲脂肪織と等信号だが，内部に毛羽立ち様の高信号がみられる．

鑑別診断

- 臨床的には頻度からも鼠径ヘルニアが疑われるため（そのため腹部領域で取り上げた），まずは超音波検査で除外する必要がある.

- 片側鼠径部～大陰唇腫脹の鑑別には，脈管奇形（静脈奇形，リンパ管奇形など），良性腫瘍（脂肪腫，神経線維腫，過誤腫など），悪性腫瘍（横紋筋肉腫など），外陰部Crohn病，バルトリン腺炎・膿瘍，外傷など様々ある. 個々の説明は割愛するが，年齢，性別，境界不明瞭な病変，線維組織と脂肪組織が混在したエコー・MR像などの特徴がそろえば，CALMEを疑って経過観察することが可能である.

- 検査や治療方針については様々な意見があるが，少なくとも侵襲的な検査や治療については慎重になるべきである. 画像検査が十分なされずに，鼠径ヘルニアとして手術された報告もある.

- 小児では鎮静が必要など様々な理由で，成人よりも生検のハードルは高く，画像から良性か悪性かを問われるケースは多い. もちろん必要な生検の時期を逸してはいけないが，CALMEのように，知っていれば生検せずとも経過観察をrecommendできる疾患もある. 臨床に貢献することができる疾患であり，その特徴を把握しておきたい.

●●● 参考文献

1) Gokli A, Neuman J, Lukse R, et al: Childhood asymmetrical labium majus enlargement sonographic and MR imaging appearances. Pediatr Radiol **46**: 674-679, 2016.
2) Vargas SO, Kozakewich HP, Boyd TK, et al: Childhood asymmetric labium majus enlargement: mimicking a neoplasm. Am J Surg Pathol **29**: 1007-1016, 2005.
3) 矢部清晃, 松岡亜記, 武之内史子・他: 思春期前の女児に生じた片側大陰唇の腫大prepubertal unilateral fibrous hyperplasia of the labium majusの1例. 日小外会誌 **52**: 286-290, 2016.

5 腹部領域（泌尿生殖器以外）

35 Hirschsprung病が疑われた幼児

赤坂好宣

症例 1歳，男児．便秘がありHirschsprung病が疑われて行った注腸検査時に異常を指摘され，確認のためにMRIを施行した．

図1-A 注腸検査部の腹部X線正面像

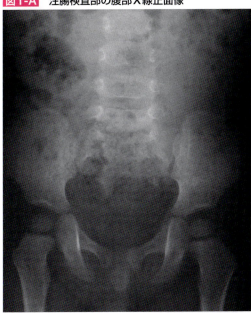

図1-B 注腸造影側面像

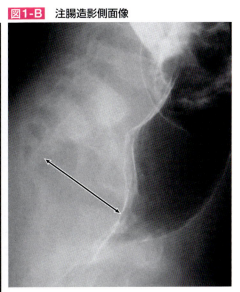

図1-C T1強調矢状断像

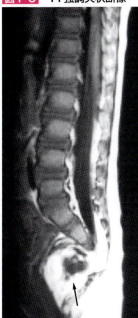

図1-D T2強調矢状断像

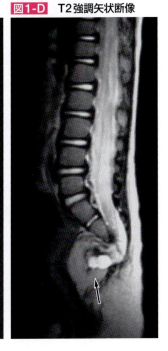

本例の画像所見と経過

図1-A：便秘の精査で行った注腸検査時の単純X線写真では，仙骨下部が不明瞭である．

図1-B：注腸検査時の側面像で，仙骨と直腸の間が開大し，仙骨前に腫瘤があることが疑われた（↔）．

図1-C, D：ある疾患を疑って撮像したMRIでは，仙椎はS3以下が欠損し，仙骨前に脂肪と囊胞を含む腫瘤が認められた（→）．この囊胞性病変は脊柱管内の硬膜囊と交通があり，前方髄膜瘤と呼ばれる．

画像から診断が確定した．

最終診断　クラリーノ三徴
Currarino triad

疾患概念

小児期に便秘を主訴として，Hirschsprung病が疑われて注腸検査を行うことは比較的多い．通常，小児施設でもない限り放射線科医が注腸検査を行うことは少ないが，稀に遭遇する疾患でこの時に気づくことのできるものを紹介する．注腸検査以外でも腹満などで超音波検査やCTで診断されることもあるので，我々放射線科医も知っておくことが望ましい．

直腸肛門奇形，仙骨部分欠損，仙骨前腫瘤を三徴とする先天性疾患は，1926年にKennedyにより初めて報告されたが，1981年にCurrarinoらは，これらは同じ原因に基づいて生じる症候群であると提唱して報告し，以後，クラリーノ三徴という名称でさまざまな報告がなされるようになった．

クラリーノ三徴に伴う仙骨部分欠損は，典型的なものでは**scimitar sacrum**と呼ばれる円弧状の左右非対称な欠損像をとる．

仙骨前腫瘤としては，本例にみられた**前方髄膜瘤**が約47％，**奇形腫**が約40％とこれらがほとんどで，その他，enteric cystやdermoid cystの報告もある．前方髄膜瘤は仙骨欠損部から前方へ突出する髄液腔で，小さく気づかれないと仙骨前腫瘤の

肛門狭窄の外観例

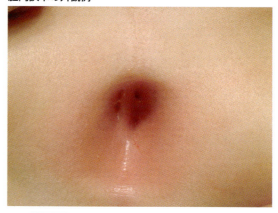

●●● 参考症例 ●●●
図2 1歳，男児　クラリーノ三徴（**図1**とは別症例）

手術時に髄液漏などの合併症を生じかねない[1]．

直腸肛門奇形では**肛門狭窄**が最多であるが，その他に鎖肛などもみられる．

肛門狭窄はほぼ全例がクラリーノ三徴に伴ってみられるもので，これだけで本疾患を疑える（参考症例：**図2**）．外観上，深くて遠いと表現される特徴的な肛門である．注腸検査時に仙椎の欠損や直腸と仙椎の間の間隙が開大していることに気づくことでも，本疾患が疑える．

なお，三徴すべてがそろうのは約50％といわれ，家族性も50％にみられる．

診断のポイント

- 小児の便秘症の原因として，まず**Hirschsprung病**が疑われるが，その際に稀にみつかる可能性があるのが本症である．診断は，画像検査で三徴が証明されれば容易である．

- 画像診断に回ってくることはほぼないが，本疾患以外にHirschsprung病と鑑別すべき疾患に，鎖肛に伴った**肛門皮膚瘻（ano-cutaneous fistula）**があり，外観上は肛門にみえても肛門管と皮膚との瘻孔で，通常の肛門のように排便時に広がりにくい．

●●● 参考文献 ●●●

1) Kurosaki M, Kamitani H, Anno Y, et al: Complete familial Currarino triad. Report of three cases in one family. J Neurosurg **94**: 158-161, 2001.

6

泌尿生殖器領域

36 新生児の陰嚢腫大

37 胎児期より指摘されていた新生児（女児）の腹部嚢胞性病変

38 腎盂腎杯拡張の原因は？

39 女児の片側腎欠損と子宮奇形

40 尿失禁の原因は？

6 泌尿生殖器領域

36 新生児の陰嚢腫大

谷 千尋

症例　39週0日，自然分娩で出生した男児．身長46cm，体重2230g．出生時より右陰嚢腫大を認め，右陰嚢には硬く遊走性の低い腫瘤を触知．右精巣腫瘤疑いにて，紹介となった．

図1-A　右陰嚢部超音波像

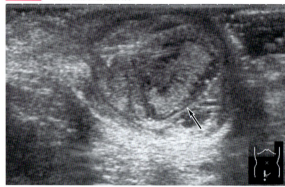

図1-B　右陰嚢部超音波像（カラードプラ法）

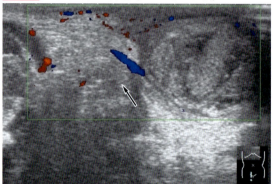

図1-C　造影CT

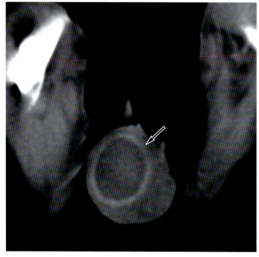

図1-D　造影CT冠状断像

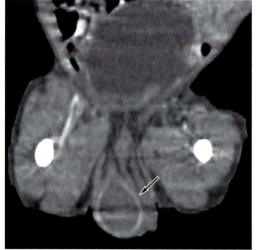

本例の画像所見と経過

図1-A：超音波検査で右精巣は不均一に腫大し，内部は不均一に高エコーを示している（→）．精索も肥厚している．

図1-B：カラードプラでは精索には血流シグナルの描出がみられるが，精巣にはみられない．精索は腫大している（→）．

図1-C, D：造影CTでは右精巣は腫大しているが，内部に造影効果はみられず，淡く高吸収を呈しており，血腫が示唆される（→）．

これらの所見からは，腫瘍性病変ではなく，精巣捻転であることがわかる．

本例は，右精巣摘出術および左精巣固定術が施行された．右精巣は時計回りに180〜270°捻転していた．内部は暗赤色の壊死性組織となっており，精巣捻転による壊死と診断された．

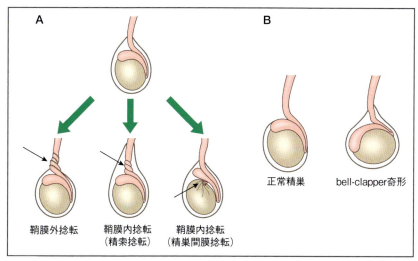

図2 新生児精巣捻転のシェーマ
A：精巣捻転症の分類．
B：正常精巣とbell-clapper奇形．

最終診断　新生児精巣捻転症
neonatal testicular torsion

疾患概念

　精巣捻転症は，精巣が回転し精索が捻れることで，精巣の虚血および腫大を来す疾患である．新生児期と思春期〜青年期に好発するが，どの年齢でも起こりうる．精巣捻転は鞘膜外捻転と鞘膜内捻転に分けられ，鞘膜内捻転には精索捻転と精巣間膜捻転がある（図2-A）．

　新生児は，精巣鞘膜と周囲陰囊組織の固定が緩く可動性があるため，鞘膜ごと捻れる鞘膜外捻転が多い．新生児の精巣捻転の約80％は救済が困難な出生前発症で，約20％は救済の可能性のある出生後発症である[1]．

　一方で，思春期〜青年期に好発する鞘膜内捻転は，精巣鞘膜が高位で精索に付着し，精巣が鞘膜内で釣鐘状に吊り下げられ，精巣長軸が水平に傾くような形態異常（bell-clapper奇形）を背景にもつことが多い（図2-B）．新生児の精巣捻転に比し救済率は高い．救済率は捻転の程度や発症からの時間に依存しており，捻転から6時間以内では90％である．ただし，12時間を過ぎると50％以下，24時間以降では10％未満まで救済率は低下するため，早期診断が重要である．

　精巣捻転の画像診断は超音波検査が主体である．発症直後は正常であるが，4〜6時間を経過すると精巣は腫大し，浮腫を反映した低エコーを認めるようになる．24時間以降では，精巣実質の虚血や出血を反映して，不均一なエコーレベルを示すようになる．その他，反応性の陰囊水腫，精巣上体腫大，陰囊壁肥厚などの所見がみられる．カラードプラやパワードプラによる血流評価では，健側の精巣と比較して血流信号の低下がみられる．新生児や乳児では正常でも精巣血流が乏しいため，精巣血流の有無だけでは診断が難しい症例もある．捻転初期や360°未満の捻転では動脈血流が保たれ，自然解除された場合は血流が増加してみえることがあり，血流が確認できても捻転の否定はできないことを認識しておかなければならない．

鑑別診断

- 新生児の陰囊腫大をみたら，**精巣捻転**を常に念頭に置く必要がある．
- 鑑別疾患は**精巣腫瘍**であるが，新生児精巣捻転症例を一度経験しておくと，両者の鑑別は困難ではない．

●●● 参考文献

1) Kaye JD, Levitt SB, Friedman SC, et al: Neonatal torsion: a 14-year experience and proposed algorithm for management. J Urol **179**: 2377-2383, 2008.

6 泌尿生殖器領域

37 胎児期より指摘されていた新生児（女児）の腹部嚢胞性病変

谷 千尋

症例 在胎36週6日，体重2566gで出生した女児．出生前より腹部嚢胞性病変を指摘されており，日齢6で腹部超音波検査とMRIが施行された．

図1-A　右下腹部超音波像
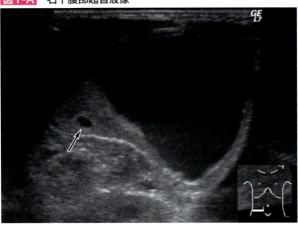

図1-B　右下腹部超音波像（B-flow法）
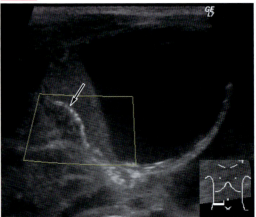

図1-C　T2強調像
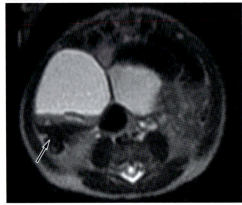

図1-E　T2強調冠状断像
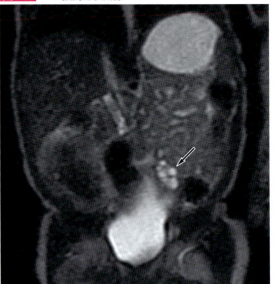

図1-D　T1強調像
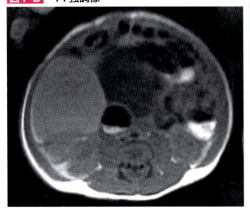

本例の画像所見と経過

胎児期より腹部嚢胞性病変を指摘されていた新生児の女児であり，最も頻度の高い卵巣嚢腫の可能性を念頭に置いて検査を施行した．

図1-A：超音波検査では右下腹部に5cm大の嚢胞性病変が認められ，内部にはデブリスが貯留している．壁沿いには小嚢胞が認められ（→），いわゆるdaughter cyst signであり，卵巣嚢腫が示唆される．

図1-B：嚢胞壁には，B-flow法で血流の描出がみられる（→）．

図1-C〜E：MRIではT2強調像（**図1-C**）で高信号を示し，T1強調像（**図1-D**）でも筋肉より高信号を示している．T2強調像では液面形成がみられており，背側部分はやや低信号となっている．MRIでも壁沿いに小嚢胞が確認できる（**図1-C**；→）．正常左卵巣と考えられる構造物が確認できるが（**図1-E**；→），正常右卵巣は同定できない．

これらの所見から，内部出血を合併した右卵巣嚢腫と診断した．

本例は，サイズが大きく，嚢胞性病変の壁にB-flow法での血流信号はあるものの内部出血を来しており，捻転の可能性が除外しきれないことから，手術が施行された．右卵巣嚢腫が確認され，捻転も生じていた．

最終診断 新生児卵巣嚢腫（捻転）
neonatal ovarian cyst (ovarian torsion)

疾患概念

胎児期に母体のホルモン刺激の影響により生じるとされており，多くは妊娠中期〜後期に胎児超音波検査で指摘される．母体の糖尿病，Rh不適合，妊娠高血圧症候群（hypertensive disorders of pregnancy；HDP）では，絨毛性ゴナドトロピンの過剰により卵巣嚢腫の頻度が増加する．

合併症としては，嚢胞内出血，捻転，破裂，消化管閉塞や尿路閉塞などが挙げられる．

合併症のない卵巣嚢腫は，超音波検査で単房性，内部無エコー，薄壁の嚢胞として描出される．大きな嚢胞壁に沿って小さな嚢胞がみられる所見は，daughter cyst signと呼ばれ，他疾患との鑑別に有用である[1]．

出血や捻転を合併すると，内部エコーレベルの上昇，隔壁形成，液面形成，壁肥厚などが認められるようになる．捻転は新生児期よりも胎児期で頻度が高く，サイズが大きいほど捻転しやすくなる．

出生後には母体のホルモン刺激の影響がなくなり，自然退縮が期待できるため，合併症のない卵巣嚢腫は保存的に超音波検査で経過観察される．4cm以上の大きな卵巣嚢腫で縮小傾向に乏しい場合は，捻転などの合併症のリスクがあるため，嚢胞穿刺や嚢胞摘出術が考慮される．

鑑別診断

- 主な鑑別疾患には，**重複腸管，リンパ管奇形（リンパ管腫），腸間膜嚢腫**や**大網嚢腫**が挙げられる．
- 重複腸管は，消化管壁に類似した特徴的な層構造（echogenic inner rim sign）を認める．
- リンパ管奇形，腸間膜嚢腫，大網嚢腫は，多房性嚢胞を呈することが多い．
- 卵巣嚢腫が出血や捻転を伴うと，重複腸管に類似した所見を示したり，隔壁構造が生じたりするため，鑑別が難しくなるが，daughter cyst signがあれば，卵巣由来を示す所見であり鑑別に有用である．

●●● 参考文献

1) Lee HJ, Woo SK, Kim JS, et al: "Daughter cyst" sign: a sonographic finding of ovarian cyst in neonates, infants, and young children. AJR **174**: 1013-1015, 2000.

6 泌尿生殖器領域

38 腎盂腎杯拡張の原因は？

谷 千尋

症例 皮膚多発性Langerhans細胞組織球症にて加療中の乳児．腹部病変評価のため，腹部超音波検査を施行したところ，左水腎症を指摘された．

図1-A　生後3か月の超音波像（左腎長軸像）

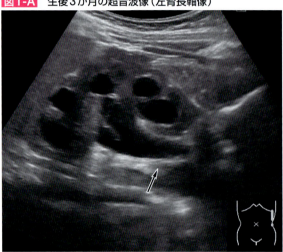

図1-B　生後3か月の超音波像（左下腹部斜矢状断像）

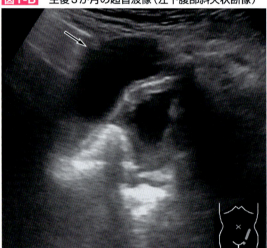

図1-C　生後3か月のVCUG（蓄尿時）

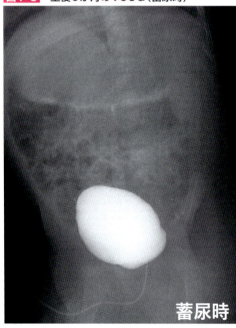

蓄尿時

図1-D　生後3か月のVCUG（排尿後）

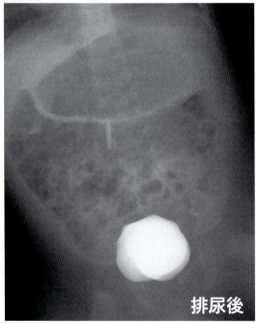

排尿後

（次ページへ続く）

VCUG：voiding cystourethrography（排尿時膀胱尿道造影）

(図1　続き)
図1-E　1歳時のMRU

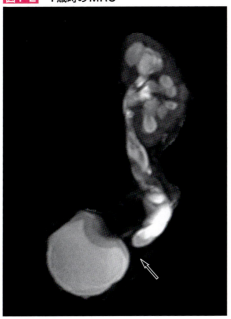

MRU：MR urography

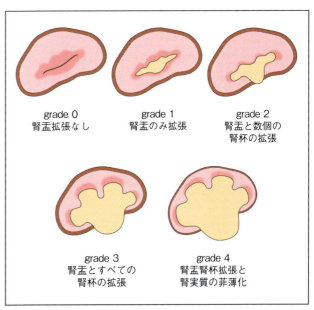

図2　水腎症のSFU分類
本例はgrade 3の水腎症であった．

本例の画像所見と経過

図1-A, B：超音波検査では左腎盂～腎杯全体が拡張している．腎実質の菲薄化はみられないため，SFU（Society of Fetal Urology）分類（**図2**）のgrade 3の水腎症である．

次に，尿路の拡張がどこまで及んでいるのかを評価する必要がある．左腎盂尿管移行部レベルで尿管の拡張は不明瞭となり，中部尿管レベルは腸管ガスのため描出困難であった（**図1-A**；→）．膀胱の左頭側には拡張した下部尿管と考えられる構造がみられた（**図1-B**；→）が，膀胱との連続性は確認できなかった．超音波検査では尿管全体の確認ができておらず，腎盂尿管移行部狭窄（ureteropelvic junction obstruction；UPJO），尿管膀胱移行部狭窄（ureterovesical junction obstruction；UVJO）/巨大尿管，先天性中部尿管狭窄（congenital midureteral stricture；CMS），膀胱尿管逆流（vesicoureteral reflux；VUR）の可能性が考えられた．

図1-C, D：次いで施行されたvoiding cystourethrography（VCUG）で，VURは認められなかった．

図1-E：1歳時に施行したMR urography（MRU）では，左腎盂腎杯～下部尿管まで拡張が認められ，狭窄部（→）～膀胱までの長さは短く2cm程度であり，UVJO/巨大尿管と診断した．

本例は5歳時に手術が施行され，膀胱から2～3cm頭側の尿管に狭窄が確認され，UVJO/巨大尿管と最終診断された．

最終診断 左尿管膀胱移行部狭窄/巨大尿管　left ureterovesical junction obstruction/primary megaureter

疾患概念

先天性水腎症の原因として最も頻度が多いのは，一過性水腎症（41～88％），次いでUPJO（10～30％）が多く，以下，VUR（10～20％），UVJO/巨大尿管（5～10％），尿管瘤/重複腎盂尿管（5～7％），多嚢胞性異形成腎（multicystic dysplastic kidney；MCDK）（4～6％），後部尿道弁/尿道閉鎖（1～2％）と続く[1]．

UVJOは，UVJ部での機能的・器質的な通過障害である．巨大尿管（megaureter）と呼ばれる病態の中で，尿管の先天的拡張やVURによる尿管拡張を除いた閉塞性の病態が本疾患である．閉塞性巨大尿管では，尿管の最遠位0.5～4cmが狭くなり，蠕動波が伝わらなくなり，機能的な閉塞が生じるとされる．病理組織学的研究では，神経節細胞が存在せず，場合によっては筋形成不全および筋萎縮，壁線維症，コラーゲン沈着の増加が示されている．

UPJ部とUVJ部との間に狭窄病変を有するCMSもあるが，稀な病態である．CMSの狭窄部位としては，L4，L5椎体レベルに多いとされている．

先天性水腎症の画像検査としては超音波検査が主体となるが，超音波検査のみでは全体像を把握できない場合，尿管の閉塞部位の評価，腎動静脈の走行の評価，VURの評価などが必要な場合は，CTやMRI/MRU，VCUGを用いて診断を行う．また，腎機能の評価は核医学検査が有用であり，^{99m}Tc-DMSAを用いた腎静態シンチグラフィと，^{99m}Tc-MAG3や^{99m}Tc-DTPAを用いた腎動態シンチグラフィがある．腎静態シンチグラフィでは腎形態・瘢痕・分腎機能の評価，腎動態シンチグラフィでは排泄機能評価，分腎機能の評価ができる．

鑑別診断

- 先天性水腎症の診断においては，**UPJO**か，それとも本例のような**UPJO以外の病因**なのかを見極めることが重要である．

- UPJOの場合，症候性であれば速やかに外科的介入となり，無症候性でも水腎の程度，腎機能などにより外科的介入が必要かどうか検討される．

- UVJOは，画像上尿管拡張が増悪，分腎機能低下が生じた場合や症候性になった場合に，外科的治療の適応となる．

●●● 参考文献

1) Choi YH, Cheon JE, Kim WS, et al: Ultrasonography of hydronephrosis in the newborn: a practical review. Ultrasonography 35: 198-211, 2016.

6 泌尿生殖器領域

39 女児の片側腎欠損と子宮奇形

谷 千尋

症例 10歳台前半，女児．1か月前より腹痛を認め，経過をみていた．症状の増悪があり，救急外来を受診．初経は3か月前にあり，以降の月経は不定期であった．

図1-A 造影CT
図1-B 造影CT

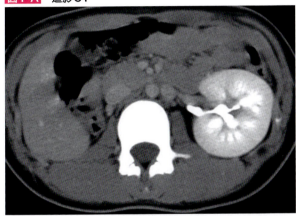
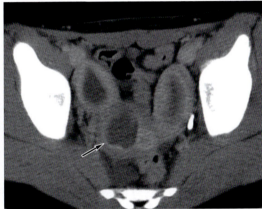

図1-C 後日撮像のT2強調冠状断像
図1-D 後日撮像のT2強調像

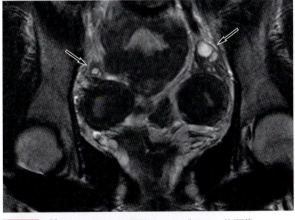
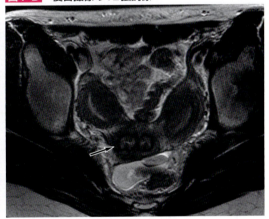

図1-E ⁹⁹mTc-DMSA腎静態シンチグラフィ後面像

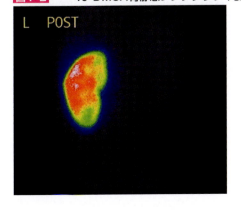

本例の画像所見と経過

図1-A：右腎欠損が認められる．

図1-B〜D：CTでは右側の腟内に液体貯留がみられ（**図1-B**；→），留血腫/水腫が疑われ，腹痛の原因と考えられた．後日に撮像されたMRIでは，右側の腟内の液体貯留は消失している（**図1-D**；→）．この所見からは，右側の腟は完全には閉鎖していないが，腟中隔に開口している孔は小さいことが推察される．両側卵巣には，特に異常はみられていない（**図1-C**；→）．

図1-E：^{99m}Tc-DMSA腎静態シンチグラフィでも異所性腎や低形成腎を疑う集積は認められておらず，右腎欠損で矛盾はない．

片腎の場合は子宮奇形の有無を確認する必要があるが，CTおよびMRIで重複子宮，重複腟が認められた．

以上の所見から，OHVIRA症候群と診断した．

本例は腟中隔の切開術が施行され，その際に右腟からの造影で右子宮，右卵管が描出されることが確認され，膀胱鏡にて右尿管口の欠損も確認された．

 最終診断 OHVIRA症候群
obstructed hemivagina and ipsilateral renal anomaly syndrome

疾患概念

胎生10週には，Müller管と尿生殖洞から形成された充実性の洞腟球が癒合する．左右のMüller管の間の隔壁が吸収され，洞腟球は空胞化して管腔構造となり，子宮と腟ができる．Müller管の発達には，Wolff管による誘導が必要であり，Wolff管の下端からは尿管芽が形成され，腎尿管発生にかかわる．したがって，Wolff管の発生異常は，腎尿管の形成異常とMüller管形成異常の両方につながることとなる．

重複子宮腟の片側腟の閉鎖，同側腎無形成は，Herlyn-Werner-Wunderlich症候群と呼ばれていた．しかし，Wolff管とMüller管の発生異常には種々の亜型があり，Herlyn-Werner-Wunderlich症候群の典型例に当てはまらない症例も多くみられていたため，2007年にSmithらが初めてOHVIRA症候群という名称を使用した[1]．Wolff管とMüller管の一連の発生異常をOHVIRA症候群として報告する例が増加してきており，腎形態異常も様々［腎欠損，低異形成腎，多嚢胞性異形成腎（MCDK）など］である．現在では，OHVIRA症候群は子宮奇形に片側腟閉鎖・患側腎形態異常を合併する疾患の総称となってきている．

鑑別診断

- 女児で片腎の場合は，子宮に異常がないかを確認する．反対に子宮に異常があった場合は，腎のスクリーニングを行う．
- Müller管の形成異常は，米国生殖医学会（American Society for Reproductive Medicine；ASRM）によって詳しく分類されている[2]．
- 男児で片腎などの腎形成異常がある場合は，**Zinner症候群**（参考症例：**図2**）の可能性を考慮する．Zinner症候群はWolff管，尿管芽の発生異常であり，腎無形成・異形成腎，精嚢腺嚢胞，射精管の閉塞を三徴とする．

A 造影CT冠状断像

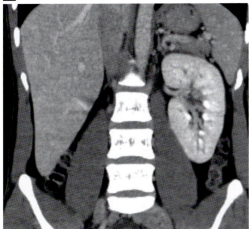

●●● 参考症例 ●●●
図2 20歳台，男性　Zinner症候群
A：右腎が欠損している．
B，C：右精囊腺にはT2強調像で低信号，T1強調像で高信号を呈する囊胞構造がみられ，粘稠もしくは血性の液体貯留が示唆される（→）．同様の信号を呈し精囊腺に連続する構造（＊）は，遺残尿管と考えられる．

B T2強調像

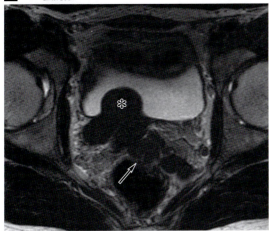

C T1強調像

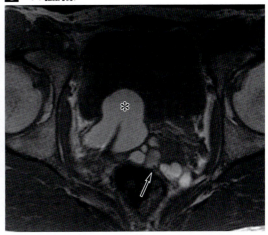

●●● 参考文献

1) Smith NA, Laufer MR: Obstructed hemivagina and ipsilateral renal anomaly (OHVIRA) syndrome: management and follow-up. Fertil Steril **87**: 918-922, 2007.

2) Pfeifer SM, Attaran M, Goldstein J, et al: ASRM müllerian anomalies classification 2021. Fertil Steril **116**: 1238-1252, 2021.

6 泌尿生殖器領域

40 尿失禁の原因は？

谷 千尋

症例 4歳，女児．昼夜を問わず尿失禁がある．生後15日で施行された超音波検査，生後3か月で腎静態シンチグラフィ（99mTc-DMSA）を，4歳でMRIを施行された．

図1-A 生後15日の右腎長軸超音波像

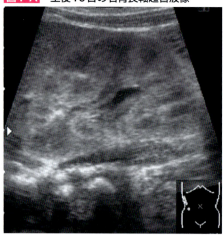

図1-B 生後15日の左腎長軸超音波像

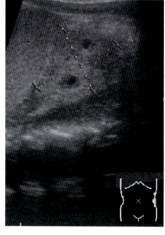

図1-C 生後3か月の 99mTc-DMSA腎静態シンチグラフィ後面像

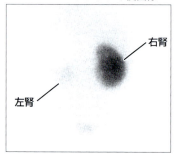

図1-D 4歳時のT2強調冠状断像

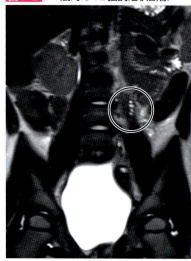

図1-E 4歳時のMRU

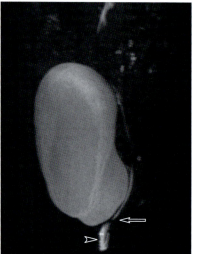

図1-F 4歳時の脂肪抑制T2強調像

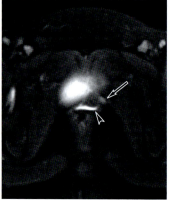

MRU：MR urography

本例の画像所見と経過

図1-A, B：生後15日の超音波検査では，右腎は正常サイズであったが，左腎は小さくエコー輝度が上昇しており，小さな囊胞構造も認められる．左腎は異形成腎と考えられた．

図1-C：生後3か月の^{99m}Tc-DMSA腎静態シンチグラフィでは，左腎にも淡い集積がみられており，腎機能は残存しているものと考えられた．

図1-D：MRIのT2強調冠状断像では，非常に小さな左異形成腎が描出されており，左腎には微小な囊胞が複数認められる（○印）．

図1-E, F：MRUや脂肪抑制T2強調像では，腟内に液体が貯留している（►）．また，左尿管は膀胱には開口せず，腟近傍まで延びている（→）．

以上の所見から，左異形成腎，腟への左異所開口尿管と診断した．腟鏡にて左異所開口尿管が確認され，手術にて左異形成腎の摘出術が施行された．

片側異形成腎や片腎欠損の場合は，異所開口尿管を伴う可能性があるため，患側の下部尿管拡張の有無，尿管が膀胱に開口しているか否かを確認しなければならない．女児の場合は子宮や腟，男児の場合は精囊に液体貯留や囊胞構造がないかもチェックする必要がある．

最終診断 左異所開口尿管
left ectopic ureter

疾患概念

異所開口尿管は，尿管が膀胱外に開口する異常であり，所属腎の低形成，異形成を伴うことが多い．女児に多く，ほとんどの異所開口尿管は重複腎盂尿管に関連しているが，20％は単一腎盂尿管でも生じる[1]．異所開口部位は，女児の場合は膀胱頸部，尿道，腟，腟前庭，Gartner管に開口し，昼夜の尿失禁の原因となる．男児の場合は，膀胱頸部，後部尿道，輸精管，精囊などであるが，外尿道括約筋よりも近位であるため，尿失禁の原因とならないが，精巣上体炎や排尿障害などを繰り返し生じうる．

重複腎盂尿管には，腎盂および尿管が重複した状態で2本の尿管が独立して開口する完全型，2本の尿管が途中で合流し1本になる不完全型がある．不完全型の場合，尿管開口は正常であるため，異所開口尿管が生じるのは完全型である．完全型では，上腎からの尿管は尾側に異所開口し，下腎からの尿管は膀胱内に開口する．上腎尿管は尿管下端の狭窄，尿管瘤を合併することも多く，下腎尿管は膀胱尿管逆流（vesicoureteral reflux；VUR）を合併しやすい．

単一腎盂尿管に合併する場合は，所属腎に異形成，低形成，欠損を伴っている．異所性に所属腎が存在することもあるため，超音波検査で片腎しか確認できない場合でも，MRIや腎シンチグラフィで腎の検査を行う必要がある．

鑑別診断

- 昼夜の尿失禁，繰り返す精巣上体炎があれば，異所開口尿管の可能性を考慮して検査を進めていくことになる．

- もし，膀胱背側に囊胞構造をみた場合，女児の場合は腟内の液体貯留，男児の場合は精囊腺囊胞などが鑑別に挙がる．女児ではOHVIRA症候群，男児ではZinner症候群の可能性も考えて，腎を含めた尿路系の評価，子宮奇形の有無などを評価する．

- 超音波検査で片腎の形成異常をみた場合は，異所開口尿管の可能性を常に念頭に置いて，膀胱周囲を観察しておく必要がある．

●●● **参考文献**

1) Houat AP, Guimarães CTS, Takahashi MS, et al: Congenital anomalies of the upper urinary tract: a comprehensive review. RadioGraphics **41**: 462-486, 2021.

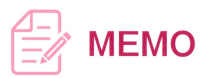

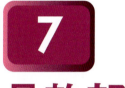

骨軟部領域

41 昔の病気ではありません
42 先天性心疾患の患児にみられた骨膜肥厚
43 痛いところだけをみていると痛い目にあいます
44 異常ですか？　正常ですか？
45 足の所見も特徴です
46 乳児の左肩皮下腫瘤
47 頭蓋骨腫瘍？　珍しくない小児の骨病変

7 骨軟部領域

41 昔の病気ではありません

寺村易予，宮嵜 治

症例 2歳，女児．歩行困難．身体所見で右膝関節腫脹と疼痛を認める．1歳6か月検診では異常を認めなかった．

図1-A 両側膝関節単純X線正面像

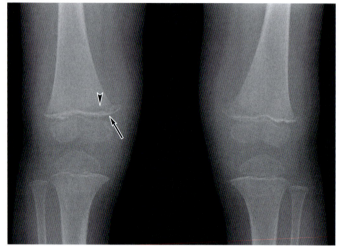

図1-B 左大腿骨遠位部の単純X線正面像（図1-Aの拡大）

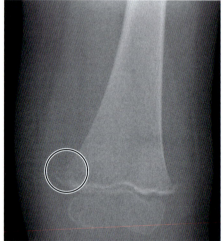

● 本例の画像所見と経過

図1-A：両側膝関節単純X線正面像では，両側大腿骨遠位骨幹端部の帯状硬化像（→）と，これに隣接する帯状透亮像（▶）を認める．

図1-B：左大腿骨遠位部の単純X線正面像の骨幹端では，帯状硬化像が棘状に突出する所見（○印）を認める．

本例は，詳細な病歴から極度の偏食があることが判明し，単純X線写真での特徴的な所見も併せて壊血病を疑った．ビタミンCの血中濃度が＜0.2 μg/mL（正常値5.5〜16.8 μg/mL）であり，壊血病と診断された．ビタミンCの経口摂取により症状は改善した．

最終診断は次ページ

● 疾患概念

ビタミンCは生野菜や果物などに含まれる水溶性ビタミンで，コラーゲンのらせん構造の構築に寄与する．壊血病は，**ビタミンC不足により血管壁が脆弱となって出血を来す疾患**であるが，**小児では骨形成にも異常を来す**．通常，ビタミンCは人体内に貯蔵されており，栄養状態の良好な現代では壊血病は稀であると考えられているが，わが国では，こだわりの強い自閉症スペクトラム症児を中心に増加していると報告されており[1]，忘れてはならない疾患である．また，適切な食事を与えないなどといった生育環境，つまりネグレクトなどの虐待が背景にある可能性があり，注意を要する．ビタミンC摂取により，症状は速やかに改善する．

壊血病では，歩行障害や下肢痛の他，身体所見で

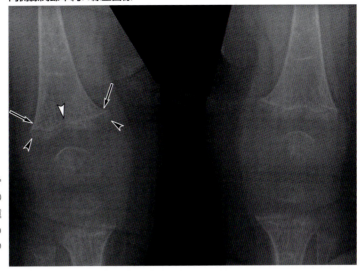

両側膝関節単純X線正面像

●●● 参考症例 ●●●
図2 5か月，男児　くる病
両側大腿骨遠位骨幹端，脛骨・腓骨近位骨幹端の横径の拡大（flaring；→），骨端線の毛羽立ち（fraying；▶）を認める．大腿骨遠位骨幹端には，杯状変形（cupping；▷）もみられる．脛骨・腓骨には骨膜反応を認める．

は関節周囲の腫脹や熱感，皮膚の点状出血や歯肉出血，血液検査では貧血や炎症反応などを認めることから，感染性疾患や白血病などを疑われて骨生検などの侵襲的検査が行われることがある[2]．そのため，画像診断（特に単純X線写真）で，特徴的な所見をとらえて可能性を示唆することが重要である．

単純X線写真では，**骨端線での予備石灰化層を反映した帯状硬化像（Frankel lines）**と，それより骨幹端側に，**正常な類骨産生の低下を反映した帯状透亮像（Trümmerfeld zone, scurvy zone）**がみられる．また，帯状硬化像と帯状透亮像の間で横断骨折が生じ，**予備石灰化層が突出する像（Pelkan spurs）**も特徴的な所見である．

その他の所見として，びまん性の骨濃度低下や，骨端核の濃度低下による骨端核辺縁の硬化像（Wimberger's sign）がある．また，脆弱化した骨膜と出血傾向に起因する著明な骨膜下血腫が認められることがある．画像所見は，膝周囲でより顕著に認められる．

最終診断 壊血病　scurvy

鑑別診断

- **くる病（参考症例：図2）**：くる病の病因には様々あるが，壊血病と同様，偏食によるビタミンD欠乏により生じることがある．くる病は，予備石灰化層の石灰化障害により肥大細胞層が不均一に肥厚することから，骨端線の毛羽立ち（fraying）を認めるのが特徴であり，壊血病のような予備石灰化層の帯状硬化像は認めない．壊血病では，ビタミンDを含む他のビタミン欠乏を合併することも多い[2]．

- **虐待**：骨幹端での骨折，著明な骨膜下血腫を認めた場合には，虐待による骨折と類似する．

- **その他**：単純X線写真で骨幹端部の帯状透亮像（metaphyseal lucent band）を認めた場合，白血病や悪性リンパ腫などの造血器疾患，神経芽腫の骨転移が鑑別に挙がる．

●●● 参考文献
1) 佐藤安訓, 木村敏行, 石神昭人：2006年から2021年における壊血病発症状況（その1）：日本では自閉スペクトラム症児を中心に壊血病が増加している．Vitamins 97: 131-137, 2023.
2) Pan T, Hennrikus EF, Hennrikus WL: Modern day scurvy in pediatric orthopaedics: a forgotten illness. J Pediatr Orthop 41: e279-e284, 2021.

7 骨軟部領域

42 先天性心疾患の患児にみられた骨膜肥厚

寺村易予, 宮嵜 治

症例1：7か月, 女児. 下腿の可動域制限がみられたため, 単純X線写真を撮影. 既往歴：両大血管右室起始症, 大動脈離断修復術後.

症例2：3か月, 男児. 右上肢の腫脹がみられたため, 単純X線写真を撮影. 既往歴：肺動脈狭窄症, 心室中隔欠損症.

図1 両下腿単純X線正面像

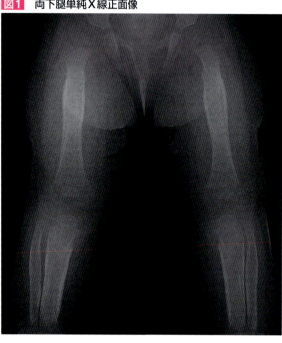

図2 右上腕単純X線写真

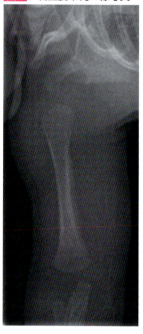

● 本例の画像所見

症例1（図1）：両側の大腿骨, 脛骨, 腓骨の骨幹部に著明な骨膜肥厚を認め, 対称性の分布を示す. 髄内には骨破壊性変化を認めない.

症例2（図2）：同じ病態の別症例でも同様に, 右上腕骨骨幹部に外骨膜性の骨膜肥厚を認める.

いずれも既往歴や治療歴からプロスタグランジンE1（PGE1）長期投与によるものと考えられ, 経過観察となった.

最終診断は次ページ

● 疾患概念

小児では骨代謝が盛んであり, 同じ薬剤でも成人とは異なる所見を示すことがある. 特に, **成長板は治療に関連した薬剤による影響を受けやすく**, 治療が終了してからも変形や成長障害を引き起こす可能性があるため, 治療歴の確認は重要である. また, 心臓手術を待つ患児に対しては, 不要な検査により手術のタイミングが遅れることがないよう, この病態について知っておく必要がある.

PGE1製剤は, 大血管転位, 肺動脈閉鎖を合併した複雑心奇形, 大動脈離断などの動脈管依存性心臓病の患児に対して, 動脈管を維持する目的で使

用される．骨膜肥厚の頻度や重症度は，PGE1の投与期間（60日以上の長期投与では100％みられる）と投与量に依存するとされる[1]．病理組織学的には，線維性に肥厚した骨膜下に，著しい反応性膜性骨化を伴う未熟な線維性骨を認め，その外側では骨吸収，内側では骨形成が報告されている[2]．血液検査ではALP上昇がみられる．ほとんどが無症状であるが，痛みや骨髄炎に類似した腫脹がみられることもある．PGE1投与終了に伴って，成長障害を来すことなく自然消失する．

この病態では，**上肢や下肢の長管骨の骨幹部に，対称性の骨膜肥厚を認める**のが特徴であり，肋骨，鎖骨，肩甲骨にみられることもある[3]．骨幹端を侵すことはなく，成長障害は来さない．骨膜肥厚の他には，頭蓋縫合の開大がみられたとの報告がある[3]．

最終診断　プロスタグランジンE1長期投与による骨膜肥厚

PGE1 (prostaglandin E1)-induced cortical hyperostosis

鑑別診断

- 小児の骨膜反応を来す疾患は多岐にわたるが，生後1～6か月の長管骨には生理的骨膜反応がみられることが知られており，必ずしも病的とは限らない．
- **骨髄炎**（参考症例：図3）：小児では多発性に骨髄炎を来すことがあり，鑑別を要する．骨髄炎は典型的には骨幹端に発生し，髄内の骨破壊性変化を伴う．
- **ビタミンA過剰症**：PGE1投与と同じく，治療に伴い生じうる病態であり，小児では，急性前骨髄球性白血病で用いられるレチノイン酸（ビタミンA誘導体）の長期投与（6か月以降）により発症する．ビタミンA過剰症は，骨皮質の肥厚を認めるだけでなく，成長板の早期閉鎖を引き起こして成長障害を生じる可能性があるため，既往歴・治療歴は詳細に確認する．

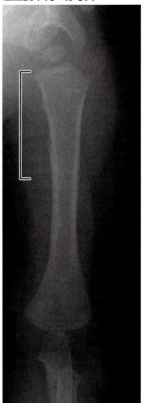

左上腕単純X線写真

●●●**参考症例**●●●
図3　10か月，男児
骨髄炎
左上腕骨近位骨幹端～骨幹部にかけて，非連続性の骨膜反応を認める（[）．同範囲で，髄内に境界不明瞭な骨破壊性変化を認める．

- **新生児骨硬化性異形成（Caffey病）**：乳児期に顔面，四肢の軟部組織の有痛性腫脹で突然発症する．下顎にみられるのが特徴である．その他，鎖骨，肩甲骨，肋骨，長管骨で外骨膜性の骨増殖を来し，皮質骨が肥厚する．生後6か月までの発症が多く，2歳までに自然軽快する．

●●● 参考文献

1) Woo K, Emery J, Peabody J: Cortical hyperostosis: a complication of prolonged prostaglandin infusion in infants awaiting cardiac transplantation. Pediatrics **93**: 417-420, 1994.
2) Jørgensen HR, Svanholm H, Høst A: Bone formation induced in an infant by systemic prostaglandin-E2 administration. Acta Orthop Scand **59**: 464-466, 1988.
3) Ashraf A, Saeed U, Al-hadi O, et al: Prolonged prostaglandin infusion and cortical hyperostosis in an infant with cyanotic congenital heart disease. Int J Pharm Sci Res **9**: 369-372, 2018.

7 骨軟部領域

43 痛いところだけをみていると痛い目にあいます

寺村易予, 宮嵜 治

症例1 5歳, 女児. 発熱, 左膝関節痛, 左下腿痛. 慢性再発性多発性骨髄炎(chronic recurrent multifocal osteomyelitis；CRMO)を疑われて, MRIを撮像.

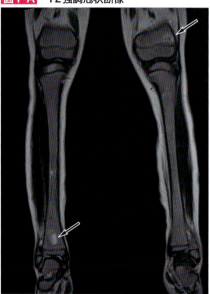

図1-A　T2強調冠状断像

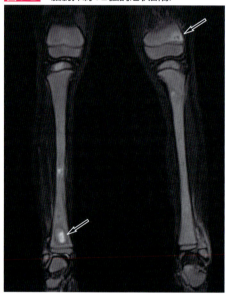

図1-B　脂肪抑制T2強調冠状断像

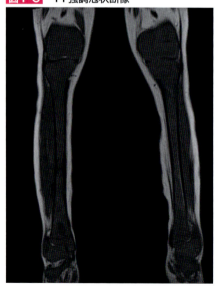

図1-C　T1強調冠状断像

症例2 6歳, 男児. 間欠的に持続する両下肢の痛み.

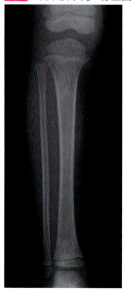

図2　右下肢単純X線正面像

本例の画像所見

症例1（図1）：左大腿骨遠位骨幹端や右脛骨遠位骨幹端の骨端線近傍に，T2強調像（図1-A, B）で高信号の病変がみられ（→），CRMOでも矛盾しない所見と考えられたが，T1強調像（図1-C）で著明な低信号を認めたため，白血病を含む血液腫瘍を疑った．

症例2（図2）：右脛骨近位と遠位の骨幹端に，虫食い状の骨破壊と骨膜反応を認める．

最終診断 急性リンパ性白血病
acute lymphoblastic leukemia（ALL）

疾患概念

白血病は小児悪性腫瘍の中で最も多い疾患であり，中でも急性リンパ性白血病が80％を占める．ほとんどが2～5歳の小児に発症して，生存率は90％と予後良好な疾患であるが，1歳未満や10歳以上での発症は予後不良とされる．骨髄浸潤に関連して，発熱，易疲労感，あざ，骨痛，歩行障害などの症状を呈し，救急外来を受診することもある．

小児の白血病患者の15～38％が骨関節症状を呈し，初診時には40～75％が何らかの異常な画像所見を呈するとされる[1]．単純X線写真では，骨膜反応や虫食い状・浸透性の骨破壊パターンがみられるが（図2），びまん性の場合には骨濃度低下（osteopenia）としか認識できないこともある．骨幹端の帯状透亮像であるlucent metaphyseal bandは，活動性が高い場合にみられることがあるが，白血病に特異的な画像所見ではない．MRIでは，腫瘍浸潤した骨髄はT1強調像で低信号，T2強調像や脂肪抑制T2強調像で高信号を示す．小児では残存する赤色髄と白血病浸潤との鑑別が難しいことがあるが，赤色髄は脂肪を40％程度含有しているため，微量な脂肪を検出するchemical shift imagingが有用なことがある．

鑑別診断

- 小児では，歩行障害や関節痛などの骨関節症状が白血病発見の契機となることがあるが，四肢の痛みや跛行を症状とする疾患は多岐にわたる上に，小児では痛みの部位がはっきりしないことや移動することも多い．原因不明の下肢痛の場合には，疼痛部位のみをみるのではなく，広く骨盤から下肢全体の骨関節疾患の可能性を考えるとともに，白血病を含む全身疾患の可能性を忘れてはならない．

- 小児の代表的な悪性腫瘍である神経芽腫，横紋筋肉腫は，白血病と同じく小円形細胞腫瘍であるため，これらの骨・骨髄転移は白血病浸潤と類似した所見を示す．

- **神経芽腫**：5歳未満の小児の腹部に好発する悪性腫瘍で，診断時には多くの症例で転移を認め，骨・骨髄は好発部位である．神経芽腫の診断には，MIBGシンチグラフィが感度，特異度ともに優れている．

- **Ewing肉腫**：10歳台の小児にみられ，原発性骨腫瘍と診断されることが多い．大きな骨外腫瘤を伴うことが多く，Codman三角やsunburst状の非連続性骨膜反応を認める．

- **悪性リンパ腫**：骨髄に浸潤した場合には類似した画像所見を示すが，骨原発の悪性リンパ腫は全悪性骨腫瘍の7％と稀であり，好発年齢も11歳と白血病より高い[1]．

参考文献

1) Tannenbaum MF, Noda S, Cohen S, et al: Imaging musculoskeletal manifestations of pediatric hematologic malignancies. AJR **214**: 455-464, 2020.

7 骨軟部領域

44 異常ですか？ 正常ですか？

寺村易予，宮嵜 治

> **症例** 10歳台前半，男児，体操選手．手をついた後から右肩痛が出現．骨折精査で単純X線写真が撮影された．

図1-A 右上腕単純X線写真

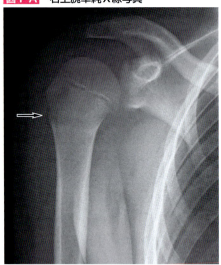

図1-B 左上腕単純X線写真（比較）

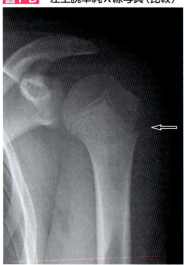

● 本例の画像所見

図1-A，B：右上腕骨に骨折を疑う所見はない（**図1-A**）．対側（**図1-B**）と比較して，骨端線離開もみられない（→）．

> 最終診断は次ページ

● 疾患概念

小児骨折における骨端線損傷の割合は，18％程度と報告されている[1]．骨端線損傷の診断・治療の遅れは成長障害につながる．骨端線損傷の分類はSalter-Harris分類が有名であり，type II型が最も多い．

骨幹端離開は，骨端線が癒合していない場合にみられ，Salter-Harris分類のtype I型に該当する．type I型では大腿骨頭すべり症がよく認知されているが，上腕骨内側上顆，腓骨遠位，上腕骨近位の順で頻度が高いと報告されている[1]．上腕骨近位骨端のtype I型損傷はlittle leaguer's shoulderと呼ばれ，上腕骨内側上顆と併せて，骨端閉鎖前の小児にみられる野球関連障害として有名である．単純X線写真では，上腕骨外側から骨端線の開大がみられ，進行すると骨端線の全体が開大する．

骨折診断の第一選択は単純X線撮影である．小児では成長板や二次骨化核が存在し，出現や癒合の程度が成長に伴って変化するため，正常所見を誤って骨折や腫瘍と判断してしまうことがある．無駄な検査を避けるためにも，**日頃から各年齢における正常像を知っておくことが重要である**．また，骨折か正常かの判断に迷う場合には，**対側との比較が有用**である．

本例では，骨端線の状態が対側と比較して差がなく，骨端線離開はないと判断した（**図1**）．

● 鑑別診断

● 正常の骨端線以外に，骨折などの異常所見と間

骨盤単純X線正面像

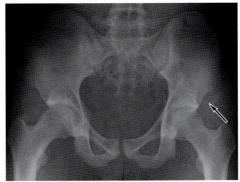

●●● 参考症例 ●●●
図2 10歳台後半，男性
左上前腸骨棘裂離骨折
左上前腸骨棘の裂離骨折を認める（→）．腸骨稜や坐骨結節にapophysisを認める．

骨盤単純X線正面像

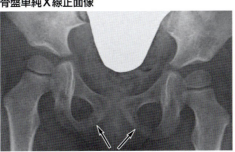

●●● 参考症例 ●●●
図3 10歳台前半，女児
軟骨結合
恥坐骨軟骨結合は，左右非対称に骨化がみられる（→）．

頸椎単純CT矢状断像（骨条件）

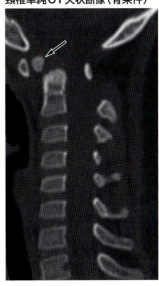

●●● 参考症例 ●●●
図4 6歳，女児　**歯突起骨**
21トリソミーである．
歯突起骨を認める（→）．また，頭蓋頚椎移行部の狭小化を認める．

違えやすく注意を要する事項について述べる．正常/異常の判断に迷った際は，文献2) が参考となる．

- **apophysis（成長に関与しない二次骨化中心）**：二次骨化中心の出現前や癒合途中の時期では，正常なapophysisが骨折と間違えられることがある．一方，apophysisには筋肉，腱，靱帯が付着しており，小児では裂離骨折の好発部位にもなる．裂離骨折は，単純X線写真で診断が比較的容易なことが多いが（参考症例：図2），骨片の転位が不明瞭な場合には，数週間後に撮影することで仮骨が明瞭となる．また，骨端症では骨の分節化や硬化像がみられるが，複数の二次骨化核をもつ場合には癒合過程が骨端症のようにみえる場合もあり，必ずしも異常とは限らない．年齢，症状，経過と併せて評価する必要がある．

- **軟骨結合（synchondrosis）**：骨盤などでは成長に伴い軟骨結合の骨化がみられる．恥坐骨軟骨結合は，左右非対称に骨化が進み，膨隆することもあるため，時に腫瘍と間違えられること

がある（参考症例：図3）．

- **副骨・種子骨**：副骨や種子骨は足部・足関節でよくみられる破格であり，裂離骨折との鑑別を要する．副骨は骨片と比較して丸みを帯びた円形・楕円形のことが多いが，副骨は疼痛を伴う場合もあり，経過も併せて判断することが必要な場合もある．

- **歯突起骨（os odontoideum）**（参考症例：図4）：無症候で発見されることも多いが，環軸椎亜脱臼や外傷を契機に四肢麻痺を発症することもある．歯突起先端の骨端の骨化は生後2歳過ぎであり，乳幼児期早期にはみられない[3]．

最終診断 正常骨端線
normal epiphyseal plate

●●● 参考文献
1) 金 郁喆：骨端線損傷の病態生理と疫学．日小整会誌 14: 131-136, 2005.
2) Keats TE, Anderson MW: Atlas of normal roentgen variants that may simulate disease, 9th ed. Elsevier Saunders, Philadelphia, 2012.
3) 師田信人，荻原英樹：小児頭蓋頚椎移行部手術のための神経外科解剖．脳外誌 23: 218-226, 2014.

7 骨軟部領域

45 足の所見も特徴です

寺村易予, 宮嵜 治

症例 3か月, 男児. 生後2週間頃から多発頭部腫瘤を指摘, 両側先天性外反母趾がある.

図1-A 頭部単純CT　　図1-B 頭部単純CT

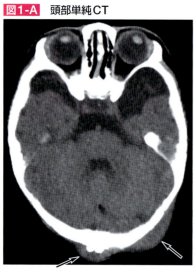

図1-C 右足単純X線正面像　　図1-D 右足単純X線側面像

図1-E 頸部単純CT（骨条件）

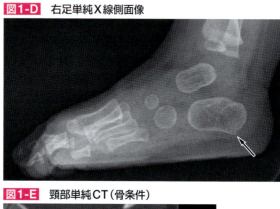

本例の画像所見と経過

図1-A, B：後頭部背側に，石灰化を伴う軟部腫瘤を複数認める（→）．頭蓋骨に破壊を認めない．

超音波検査では多血性腫瘤であり（非提示），悪性腫瘍の可能性も考慮されたため切除され，病理組織学的に頭蓋骨筋膜炎（cranial fasciitis）と診断された．

図1-C, D：先天性外反母趾（**図1-C**）と踵骨底部のspur（**図1-D**；→）から，ある疾患が疑われ，網羅的遺伝子解析を行ったところ，common variantである*ACVR1*遺伝子変異を認め，確定診断となった．

図1-E：その後も背部の腫脹と軽快を繰り返し，CTでは異所性骨化が複数認められ（→），特徴的な経過をたどっている．

最終診断 進行性骨化性線維異形成症
fibrodysplasia ossificans progressiva（FOP）

疾患概念

進行性骨化性線維異形成症（FOP）は，全身の筋組織内や周囲の膜，腱や靱帯に異所性骨化が起こり，全身性に強直が進行する疾患である[1]．原因は，bone morphogenetic protein（BMP）受容体のひとつである*ACVR1/ALK2*（activin A receptor, type 1/activin receptor-like kinase 2）遺伝子のheterozygous mutationである．常染色体顕性（優性）遺伝であるが，多くは突然変異によって発生する孤発例とされ，約200万人に1人の発症頻度と考えられている．

異所性骨化は，乳児期〜学童期に初めて起こることが多いとされ，皮下の腫脹や硬化に続いて，筋肉，腱，筋膜，靱帯などの軟部組織が骨化する．骨化は，体幹から四肢，頭部から尾側，近位から遠位へ進展していく傾向があり，多くは頭部か背部に初発する．異所性骨化の進行により，四肢や体幹の関節や顎関節の不動化，側彎などが生じ，さらに進

行すると呼吸障害が起こる．外科的侵襲はさらなる異所性骨化を引き起こすため，原則禁忌である．小児期の予防接種では，筋肉内注射ではなく，皮下注射あるいは静脈注射が望ましいとされている．

軟部組織の異所性骨化，肋骨から骨盤への骨性架橋による胸腰椎側彎症，椎体の形態変化（棘突起の肥大，椎間関節の癒合など）がみられれば診断は容易であるが，FOPでは，より早期に診断し，外傷や外科的処置などを契機とした骨化を予防することが重要である．FOPでは，**出生時から両側に外反母趾などの拇趾の変形や短縮がみられる**ことが知られている．また，単純X線写真では，**踵骨の二重骨化や踵骨底部の骨棘**がみられることがあり，早期診断のための重要な所見として報告されている[2]．

鑑別診断

- FOPの診断には，外傷性骨化性筋炎，進行性骨性異形成症，Albright遺伝性骨異栄養症を除外する必要がある．

- **外傷性骨化性筋炎**：外傷などにより，筋肉などの軟部組織に異所性骨化を生じる疾患である．通常は単発であり，zone phenomenonという辺縁に石灰化が強い画像所見を示す．

- **進行性骨性異形成症**：高度な進行性の皮下組織の石灰化を特徴とする疾患で，*GNAS*遺伝子が原因遺伝子とされる．

- **Albright遺伝性骨異栄養症**：皮膚や皮下の異所性石灰化を特徴とするが，低身長，肥満症，円形顔貌，短趾症といった身体的特徴を呈する．

●●● 参考文献

1) 日本整形外科学会小児整形外科委員会 骨系統疾患マニュアル改訂ワーキンググループ（編）；骨系統疾患マニュアル，改訂第3版．南江堂，p.162-163, 2022.
2) Hasegawa S, Victoria T, Kayserili H, et al: Characteristic calcaneal ossification: an additional early radiographic finding in infants with fibrodysplasia ossificans progressiva. Pediatr Radiol **46**: 1568-1572, 2016.

7 骨軟部領域

46 乳児の左肩皮下腫瘤

赤坂好宣

症例 8か月，男児．数日前に母親が，左肩付近に2cmほどの腫瘤に気づいた．

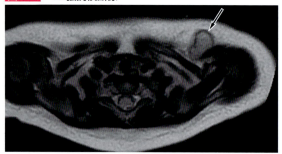

図1-A　T2強調横断像

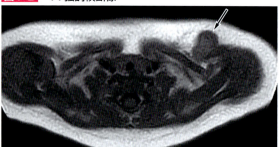

図1-B　T1強調横断像

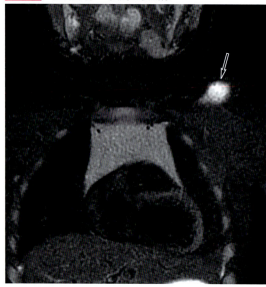

図1-C　脂肪抑制T2強調冠状断像

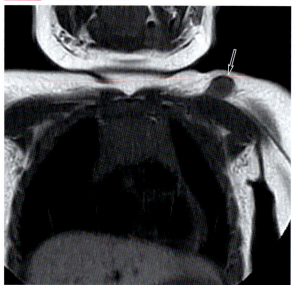

図1-D　T1強調冠状断像

（次ページへ続く）

● 本例の画像所見と経過

図1-A〜D：児の左肩ないし鎖骨上窩に近い前胸部皮下に，境界明瞭な腫瘤が認められる（→）．T2強調像（**図1-A, C**）で高信号かつ比較的均一な信号で，T1強調像（**図1-B, D**）で筋と等信号である．周囲に脂肪組織の乱れはみられない．リンパ節にしては卵形でなく，ややいびつである．

図1-E：超音波検査でも，リンパ節腫大にしては，ややいびつな境界明瞭な腫瘤が皮下に認められる（→）．やや内部は不均一なエコーで，リンパ節門も認められなかった．

（図1 続き）

図1-E 超音波像

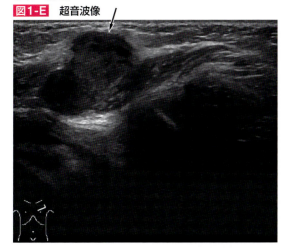

　乳児の左肩にはBCG（Bacille Calmette-Guérin）ワクチン接種痕があり，部位と年齢よりBCGによるリンパ節炎が疑われた．超音波検査で経過が追跡され，サイズが若干縮小し，約2年後には石灰化を来していた．臨床的にBCGによる肉芽腫として矛盾せず，経過観察終了となる．

最終診断　BCGによる肉芽腫
BCG granuloma

疾患概念

　本疾患は，特徴的な部位と年齢により，知ってさえいればまずBCGによる皮下腫瘤が疑われる．多くは超音波検査などで経過観察されるが，あまり変化がみられず，そのうちに経過観察終了となることが多い．手術になった症例では，結核性肉芽腫，壊死，類上皮肉芽腫などと報告されている．

　BCGワクチンはウシ型結核菌を弱毒化したもので，2005年から生後3か月以後，6か月未満にツベルクリン反応なしで1回接種することになっている[1]．BCG接種後の自然の過程を質的・量的に逸脱した反応をBCG接種後副反応と呼ぶが，最も多いのは，腋窩リンパ節腫大といわれている．皮膚病変も比較的多くみられ，当院でも，ここ5年ほどの間に10例ほどの疑い症例があった．ほとんどは切除していないので，壊死や肉芽腫，リンパ節炎からの膿瘍化などになっているものと考えられる．**部位は全例が左**で，肩や上腕，前胸部，三角筋前縁皮下と報告されている．報告によると，腫瘤発見時は**BCG接種後2〜4か月が多い**が，中には1年近く経過するものもある[2]．

診断のポイント

- 本疾患は腋窩や鎖骨上窩でも認められ，その場合は通常の**リンパ節炎**との鑑別が必要となる．リンパ節炎は輪郭smoothな卵形で，中心部にリンパ節門が認められるが，本疾患では壊死や肉芽腫となり，はっきりしない．
- 肩や前胸部皮下の病変では**皮様嚢腫（dermoid cyst）**，**石灰化上皮腫**などが鑑別となる．dermoid cystは境界明瞭な円形ないし卵形を呈する．石灰化上皮腫は石灰化が特徴であるが，本疾患でも認められてもよい．

●●● 参考文献

1) 乾燥BCGワクチン，添付文書．日本ビーシージー製造株式会社．available at: https://www.bcg.gr.jp/medical/BCG_202302_02.pdf
2) 大塩猛人，森川康英，柳澤智彦・他：BCG接種後同側上腕部に類上皮肉芽腫を形成した小児例．小児内科 **45**: 1755-1758, 2013.

7 骨軟部領域

47 頭蓋骨腫瘍？ 珍しくない小児の骨病変

赤坂好宣

症例1 1歳，女児．前医で骨腫瘍が疑われて紹介となる．

症例2 1歳，男児．前医で骨腫瘍が疑われて紹介となる．

図1 頭部単純CT（骨条件）

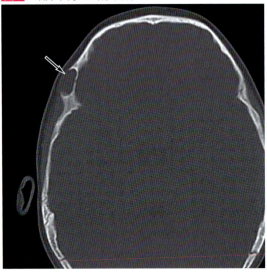

図2-A T1強調像

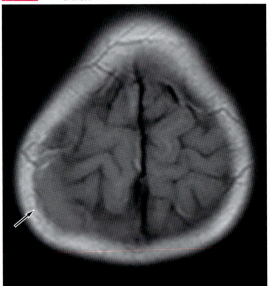

図2-B T2強調像

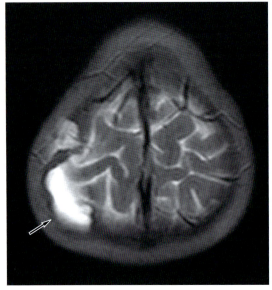

図2-C 造影T1強調冠状断像

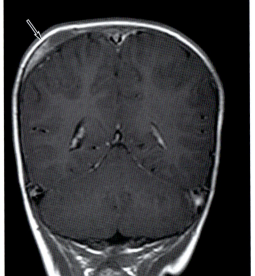

（次ページへ続く）

（図2　続き）

図2-D　6か月後のCT（骨条件）

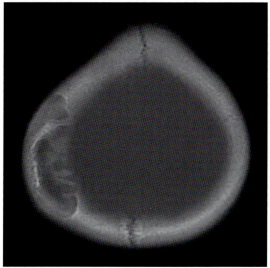

図2-E　6か月後の3D-CT

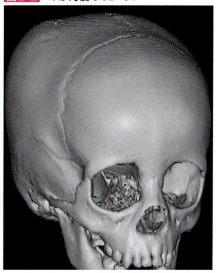

本例の画像所見と経過

症例1（図1）：右眼窩に近い前頭骨に，周囲との境界明瞭で硬化縁を有する溶骨性病変が認められる．外板はerosion（浸食）によりかなり菲薄である．

その後手術が施行され，皮様嚢腫（dermoid cyst）と診断された．

最終診断　皮様嚢腫　dermoid cyst

症例2（図2）：右頭頂部，冠状断像を参考にすると頭頂骨に膨隆するような変化があり，T1強調像（図2-A, C）で低信号，T2強調像（図2-B）で高信号を示す．内部は中央部を除いて造影されている．

6か月後に撮影されたCT（図2-D）では，右頭頂骨は外観上も膨隆し，中心部は軟部濃度を呈する．特徴的な部位と画像所見より，頭血腫として経過観察された．

最終診断　頭血腫　cephalhematoma

疾患概念

小児では比較的よくみられる頭蓋骨病変で，部位や画像に特徴のある疾患を2例紹介する．いずれも骨腫瘍として紹介されることが多く，特徴的な画像から臨床診断されている．

頭蓋骨骨内に軟部濃度領域が存在する場合，腫瘍だとすると増大速度があまりに速ければ，その形態を保てない．すなわち，症例1のように骨が膨隆した変形を来すには，圧迫により変形するのではなく，外側に骨が造られ内側に圧迫によるerosionが生じ，これが繰り返されなければ変形しない．このように，腫瘍との境界で腫瘍から受ける圧により硬化縁やerosionが生じる時があるが，これは増大速度が緩やかでないと生じない．通常，ゆっくり増大する良性腫瘍にみられる所見である．

眼窩周囲にみられる場合，dermoid cystを疑う．これは外胚葉系組織の迷入により発生し，ゆっくりと増大する良性腫瘍である．皮下に存在しても板間に存在しても内板と硬膜の間に存在してもよい．参考症例（図3）は症例1と似たような部位に生じた板間の腫瘍であるが，造影されている．これは，手術で筋線維腫（myofibroma）と診断された．myofibromaも小児でみられるゆっくりと

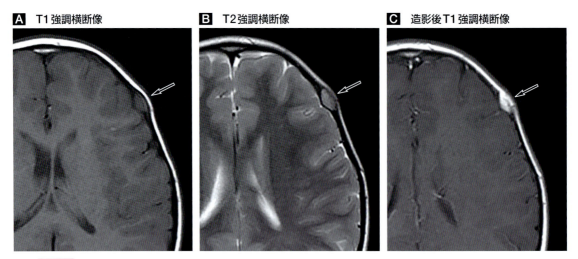

●●● 参考症例 ●●●
図3　4歳，男児　前頭骨内myofibroma
A〜C：左前額部の前頭骨に膨隆性病変があり，T1強調像，T2強調像で脳皮質と同様の信号である（A，B；→）．同部はよく造影されている（C；→）．

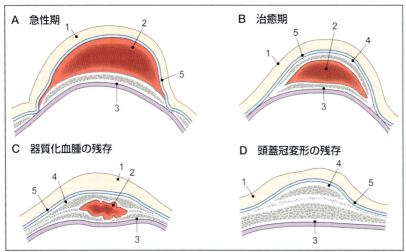

図4　頭血腫の経過
1. 頭皮，2. 血腫，3. 頭蓋骨，4. 骨膜下骨新生，5. 骨膜.
（文献1）を参考に作成）

増大する腫瘍である．

症例2では，板間の隙間を広げたような形態で腫瘤像があり，CTでは軟部濃度を呈する．この部位にみられる頭蓋骨腫瘍類似病変として，**頭血腫の吸収過程**がある（**図4**）．頭血腫は鉗子分娩や吸引分娩などで生じる骨膜下の出血で，治癒過程で骨膜の反応として骨化を生じる．このため，**器質化血腫が吸収されずに留まると，板間に存在する軟部濃度のようにみえる**．器質化血腫がさらに吸収され，最終的に局所的に厚く変形した頭蓋骨になり，変形を残すこともある．**部位は片側性で，ほとんどが頭頂骨である**[1]．

診断のポイント

- 頭血腫は，小児にみられる特徴的な部位と画像所見から，ほぼ鑑別は必要としない．
- dermoid cystの鑑別としては，**myofibroma**が増大に伴い骨の膨隆変形と溶骨がみられる（参考症例：**図3**）．

●●● 参考文献 ●●●

1) Slovis TL: Traumatic lesions of the skull and face. *In* Coley BD (ed)；Caffey's pediatric diagnostic imaging, 12th ed. Elsevier Saunders, Philadelphia, p.234-243, 2013.

8

全身性領域，その他

48 多彩な骨病変

49 耳は聞こえず，目もみえなくなる

50 common diseaseのuncommon presentation

51 腫瘍性病変の晩期合併症である神経変性疾患

52 画像診断医を悩ませる稀少疾患

53 胃粘膜下腫瘍を指摘された児の肺結節

8 全身性領域，その他

48 多彩な骨病変

服部真也，羽柴 淳，向井宏樹

症例1 2歳，女児．生後6か月時に左脛骨を骨折．保存的に加療されたが，骨癒合が得られない．

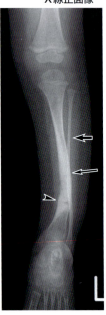

図1-A 左下肢単純X線正面像

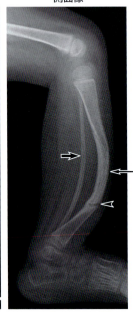

図1-B 左下肢単純X線側面像

症例2 10歳台前半，女児．側彎の精査．

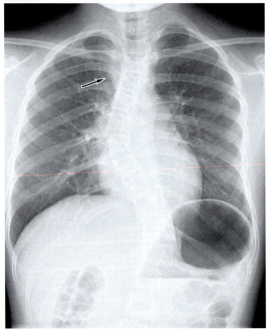

図2-A 胸部単純X線正面像

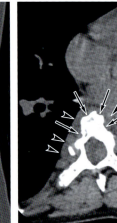

図2-B 単純CT矢状断像（骨条件）

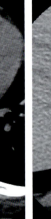

図2-C 単純CT（軟部条件）

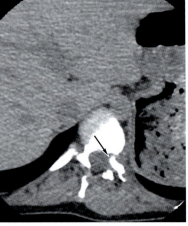

図2-D 単純CT（軟部条件）

本例の画像所見

症例1（図1）：左脛骨は前外側に彎曲しており（→），遠位1/3が偽関節化している（▶）．左腓骨も彎曲し，異様に細い（→）．

症例1のポイントは，脛骨の前外側への彎曲と腓骨の形成異常である．実母に既往があり，臨床診断された．

症例2（図2）：胸部単純X線正面像でTh7（第7胸椎）を頂椎とする右に凸の側彎がある（図2-A；→）．単純CT矢状断像骨条件で腰椎にposterior scallopingを認める（図2-B；→）．単純CT軟部条件で椎体のscallopingは前方にも生じている（図2-C；→）．傍椎体領域には多結節状の軟部腫瘤を認める（図2-C；▶）．単純CT軟部条件でintraspinal rib head dislocationを呈している（図2-D；→）．

症例2は傍椎体領域の軟部腫瘤から診断は容易だが，骨の形態変化も特徴的である．脊椎に形態異常が多発していることから，本例は"dystrophic scoliosis"に相当する．intraspinal rib head dislocationは，しばしばdystrophic scoliosisに合併する．

最終診断　神経線維腫症1型
neurofibromatosis type 1（NF1）

疾患概念

神経線維腫症1型（NF1）はカフェ・オ・レ斑と神経線維腫を主徴とする常染色体顕性（優性）の母斑症である．神経線維腫をはじめ，**全身に多種多様な腫瘍が発生するtumor predisposition syndromeであると同時に，全身の臓器に非腫瘍性の形態異常も多発する**（参考症例：図3〜5）．

本項では，NF1に伴う形成異常の中から，骨病変を取り上げて概説する．

長管骨の異形成：先天性で脛骨の遠位1/3に多く，ほとんどの場合は片側性である．**乳児期に脛骨が前外方へ彎曲する**のが特徴で，腓骨にも異常を伴うことがある．**加重歩行によって彎曲部は容易に骨折し，偽関節となる**．手術介入が必須となる予後不良の病態であり，機能予後を改善させるために様々な術式が試みられている．なお，稀ながらNF1では橈骨が彎曲し，尺骨に偽関節を来すこともあり（ulnar pseudoarthrosis），併せて覚えておきたい．

脊椎の形成異常：NF1における頻度の高い骨格異常である．脊椎変形の原因として，間葉系の発生異常，骨軟化症，神経線維腫によるerosion，内分泌異常の影響といった仮説があるが，定説はない[1]．側彎が最も多いとされるが，有病率は10〜60％と幅がある．NF1に伴う側彎症は，脊椎異形成を伴う**dystrophic type**と，異形成を伴わない**non-dystrophic type**に分けられる[2]．dystrophic typeの側彎症は，non-dystrophic typeや特発性側彎症よりも発症年齢が早く，6〜8歳で出現することが多い．短い分節で高度な彎曲を呈することが特徴で，数か月のうちに急速に進行することがあり，手術が必要になることが多い．脊椎の異形成としては，椎体のscalloping，spindled transverse process（中間点で測定した横突起の高さが対側の50％以下になる），pedicleの欠損や狭小化，dural ectasiaなどがある．

頭蓋骨の異形成（参考症例：図3-A）：頭部の画像検査で偶然みつかることがある．**蝶形骨翼の異形成**は進行することは多くないものの，時に眼窩が破壊され，拍動性眼球陥凹を引き起こす例がある．眼窩壁の先天的な欠損，叢状神経線維腫による圧迫，あるいは脳脊髄液の圧による進行変性などが考えられているが，成因ははっきりしない．この他，ラムダ縫合の欠損を示す場合もある．

骨粗鬆症：全身の骨量減少が一般人口よりも高頻度にみられ，骨折の頻度も高い．ビタミンDの代謝異常が存在する，あるいは破骨細胞の機能不全により骨のリモデリングが不十分である可能性が指摘されている．前述の下腿偽関節症が難治である一因として，骨の脆弱性の関与も疑われている．

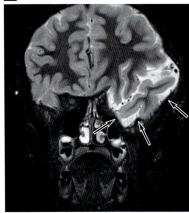

A STIR冠状断像

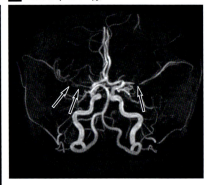

B MRA, MIP像

●●● 参考症例 ●●●
図3 10歳台，女児　NF1に伴う頭蓋骨の異形成（A）および頭蓋内動脈狭窄（B）
A：左側の蝶形骨大翼や側頭骨が菲薄化／欠損しており，左側頭窩が大きく膨隆している（→）．
B：両側中大脳動脈M1に強い狭小化，途絶を認める（→）．頬もやもや病の合併と表現されることもある．

胸部単純CT（肺野条件）

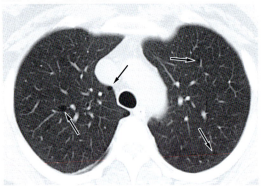

腹部造影CT矢状断像（動脈相）

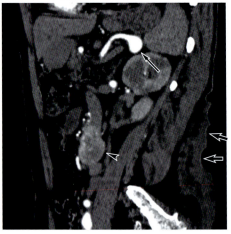

●●● 参考症例 ●●●
図4 40歳台，女性　肺嚢胞を合併したNF1
27歳まで喫煙歴がある．NF1には上葉優位に肺気腫様の薄壁嚢胞（→）を合併することがあり，30〜40歳台に好発する．NF1では喫煙に対する肺の感受性が高まる可能性が指摘されている．一方，非喫煙患者でもこのような肺病変が生じる例はあり，喫煙との関連には議論がある[3]．

●●● 参考症例 ●●●
図5 60歳台，女性　脾動脈瘤を合併したNF1
NF1では動脈瘤，動脈狭窄，動静脈奇形など多彩な血管病変を生じる．血管の脆弱性を有し，手術時に止血に難渋する例もある．なお，本例では脾動脈瘤（→）の他，小腸gastrointestinal stromal tumor（GIST；►）の合併もみられている．また，背部皮下にはplexiform neurofibromaが認められる（→）．

○ 鑑別診断

- **先天性下腿彎曲症**：先天的に片側の下腿が彎曲する病態には，予後が異なるいくつかの病型がある．脛骨が前外側に彎曲するものは，骨折して偽関節に進行し，予後不良である．NF1に伴う下腿偽関節症はこれに含まれる．一方，後内側に脛骨が彎曲する例では，手術加療なしに自家矯正が得られるものがある．

●●● 参考文献
1) Herring JA: Tachdjian's pediatric orthopaedics: from the texas scottish rite hospital for children, 6th ed. Elsevier, Amsterdam, p.219-224, 2021.
2) Winter RB, Moe JH, Bradford DS: Spine deformity in neurofibromatosis. A review of one hundred and two patients. J Bone Joint Surg Am **61**: 677-694, 1979.
3) Alves Júnior SF, Zanetti G, Alves de Melo AS, et al: Neurofibromatosis type 1: State-of-the-art review with emphasis on pulmonary involvement. Respir Med **149**: 9-15, 2019.

8 全身性領域，その他

49 耳は聞こえず，目もみえなくなる

服部真也，羽柴 淳，向井宏樹

症例 10歳台後半，女性．7か月前より両側の視力低下を認め，進行している．同時期より頭痛も伴っている．両側聴力障害あり．3歳時に脳炎の既往あり．

図1-A　造影T1強調像

図1-B　造影T1強調像

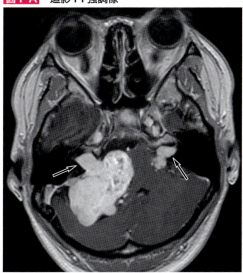
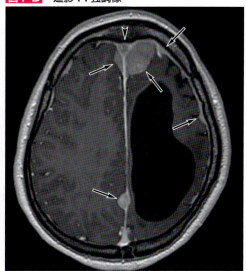

図1-C　造影balanced steady-state gradient echo（GRE）シーケンス斜矢状断像

図1-D　造影T1強調矢状断像

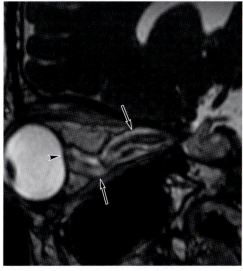
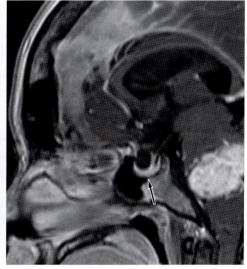

本例の画像所見と経過

図1-A：MRIにて両側内耳道内に入り込む腫瘤がみられる（→）．右側の病変は大きく，脳幹，小脳を圧排している．

図1-B：円蓋部にはextra-axial tumorが多発

しており（→），一部は上矢状静脈洞に浸潤している（▶）．多発髄膜腫として矛盾せず，これもNF2を示唆する所見である．なお，左側脳室の拡大は既往にある脳炎後の変化と考えられる．

図1-C：多発する腫瘍に目を奪われがちだが，その他に気づきたい所見として，視神経の蛇行と視神経周囲くも膜下腔の拡張（→），眼球背側強膜の平坦化がある（▶）．

図1-D：思春期の女性にもかかわらず，下垂体前葉が扁平化している（→）．頭蓋内圧亢進が示唆される．

臨床的にも視神経乳頭浮腫が確認され，準緊急で右聴神経腫瘍を可及的に摘出，脳室−腹腔シャントが造設された．術後4か月の時点で頭蓋内圧亢進症の画像所見には改善を認めたが，視力の回復はみられていない．

最終診断 頭蓋内圧亢進症を合併したNF2関連神経鞘腫症
NF2-related schwannomatosis with intracranial hypertension

疾患概念

歴史的に神経線維腫症2型（neurofibromatosis type 2；NF2）と呼ばれてきた本疾患だが，前項で述べた**神経線維腫症1型とは全くの別疾患**である．実際，"神経線維腫症2型"において純粋な神経線維腫が発生することは稀であり，むしろ遺伝学的にはその他の神経鞘腫症（NF2と同様の染色体22q11上に存在する*SMARCB1・LZTR1*の変異，あるいは22q染色体のヘテロ接合性の消失によって生じる）と近い．このため，2022年に国際的なコンセンサスグループにより，**NF2関連神経鞘腫症（NF2-related schwannomatosis）に名称変更が提唱された**[1]．

本例は，頭蓋内圧亢進を示唆する典型的な画像所見がみられた．NF2では聴力障害はさることながら，眼科的合併症も多い．特に，**頭蓋内圧亢進は稀な合併症ながら急速な視力低下を来すことがあり，注意を払う必要がある**[2]．頭蓋内に腫瘍が多発していると閉塞性水頭症を想起しがちだが，NF2では脳室拡大を伴わずに頭蓋内圧亢進を示すことも少なくない．機序としては，びまん性髄膜腫症による髄液の吸収障害や静脈洞狭小化による静脈灌流障害，脊髄に多発する神経鞘腫によって，髄液中の蛋白濃度が上昇し，髄液吸収障害を惹起する可能性などが指摘されている．

鑑別診断

小児・若年成人で髄膜腫は比較的稀である．小児の髄膜腫様病変をみた際には，以下のような鑑別疾患を念頭に置く．

- **背景疾患の存在**：両側聴神経腫瘍が確認されればNF2と確定診断できるが，髄膜腫が目立ち両側聴神経鞘腫瘍が小さい場合，NF2と気づきにくい例がある．**小児で髄膜腫様の病変をみた際には，内耳のbalancedシーケンスを追加し，聴神経腫瘍の有無を確認する必要がある**．この他，基底細胞母斑症候群，多発性内分泌腫瘍1型，Cowden症候群，Werner症候群，Rubinstein-Taybi症候群，家族性髄膜腫症など，tumor predisposition syndromeを背景に髄膜腫が発生する例がある．

- **放射線誘発性髄膜腫**：頻度としては最も多い．患者本人が病歴を認識していない例もあるため，放射線照射の既往を示唆する画像所見（radiation-induced telangiectasia，下垂体前葉の萎縮，年齢不相応な骨髄の脂肪髄化など）に注意する．

- **mimicker**：サルコイドーシスや組織球症などの肉芽腫性疾患が，髄膜腫と似た所見を呈する．

●●● 参考文献

1) Plotkin SR, Messiaen L, Legius E, et al: Updated diagnostic criteria and nomenclature for neurofibromatosis type 2 and schwannomatosis: an international consensus recommendation. Genet Med **24**: 1967-1977, 2022.
2) Harada T, Sawamura Y, Ohashi T, et al: Severe optic disc edema without hydrocephalus in neurofibromatosis 2. Jpn J Ophthalmol **42**: 381-384, 1998.

8 全身性領域，その他

50 common diseaseの uncommon presentation

服部真也，羽柴 淳，向井宏樹

症例 10歳台後半，女性．原疾患の経過観察中に腎病変を指摘された．てんかんの既往あり．

図1-A 造影CT（動脈相）

図1-B 造影CT冠状断像（動脈相）

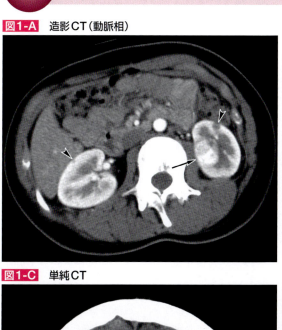

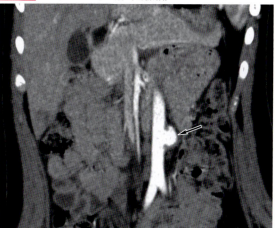

図1-C 単純CT

図1-D 単純CT

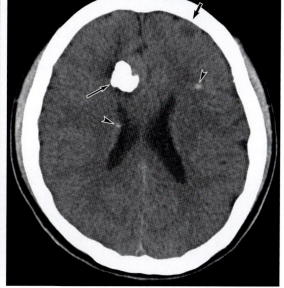

本例の画像所見と経過

図1-A：左腎極間部の腎門部側に，偽被膜を有し腎皮質以上の強い造影効果を示す腫瘍がみられる（→）．両腎に小さな囊胞を認める（▶）．画像的特徴から，若年ではあるが淡明細胞型腎細胞癌を第一に疑う．

図1-B：偶発的に腹部大動脈から左側に突出する囊状瘤を認める（→）．

図1-C, D：頭部CTでは右前頭葉白質のmassiveな石灰化や囊胞状構造（→）に目を奪われがちだが，右側脳室沿いの小さな石灰化結節（**図1-D**；▶）や左前頭葉皮質下白質の斑状低吸収域（**図1-D**；→）に気づけば，診断のきっかけになる．

本例は，はじめに大動脈瘤に対して人工血管置換術が施行され，その後，ロボット支援下左腎部分切除術がなされた．大動脈瘤の中膜弾性線維は断裂し，平滑筋は粗造で線維性間質の増生がみられた．腎病変は，病理組織学的にも淡明細胞型腎細胞癌と確認された．

最終診断 結節性硬化症
tuberous sclerosis complex（TSC）

疾患概念

結節性硬化症では，原因遺伝子*TSC1*, *TSC2*の異常により，mTORC1経路の活性化を来すことで，てんかんや精神発達遅滞，自閉症などの行動異常や，心臓横紋筋腫，上衣下巨細胞性星細胞腫，腎血管筋脂肪腫，リンパ脈管筋腫症，肺multifocal micronodular pneumocyte hyperplasia（MMPH），顔面の血管線維腫などの腫瘍性病変/過誤腫性病変を全身に生じる．

結節性硬化症の頭蓋内病変としては，皮質結節（cortical tuber）および皮質から側脳室に向かって帯状に伸びる白質病変がよく知られているが，これらの病変には石灰化を伴う例がある．特に，本例のようにmassiveな石灰化を来す場合，結節性硬化症の白質病変を想起しにくくなるため，注意が必要である．また，白質内にはしばしば囊胞状構造を伴う．

腎病変としては血管筋脂肪腫が最も多く，結節性硬化症の60～80％に発生する．また，腎囊胞も多く，年齢に関係なく20～50％に生じる．この他，稀ながら重要な結節性硬化症の腎病変として腎細胞癌がある．発生頻度は2～4％，好発年齢は20～30歳台で，孤発性腎細胞癌よりも若年の傾向にある[1]．

また，大動脈瘤を形成した結節性硬化症の小児例が散見される．大動脈瘤を有する結節性硬化症15例の文献レビューでは，5歳までに11例が大動脈瘤を発症している．瘤が繰り返し形成された例もあり，慎重な経過観察や治療方針の検討を要する[2]．

鑑別診断

- 特徴的な多臓器病変から，鑑別に悩むことは少ない．
- 大動脈瘤/拡張を来す遺伝性疾患で鑑別を考えると，遺伝性結合組織疾患（Marfan症候群，血管型Ehlers-Danlos症候群，Loeys-Dietz症候群，*ACTA2*遺伝子異常を含む非症候群性大動脈瘤・解離など）は比較的想起しやすい．
- この他，常染色体顕性（優性）多発性囊胞腎，Alport症候群，神経線維腫症1型，ホモシスチン尿症，骨形成不全症などでも，大動脈瘤の合併が知られる．

参考文献

1) 日本泌尿器科学会・日本結節性硬化症学会（編）：結節性硬化症に伴う腎血管筋脂肪腫診療ガイドライン2016年版．金原出版, p.5-7, 2016.
2) Olvera A, Besho JM, Tanaka A, et al: Multiple interventions to thoracoabdominal aortic aneurysm in a child with tuberous sclerosis. Ann Thorac Surg **115**: e49-e51, 2023.

8 全身性領域，その他

51 腫瘍性病変の晩期合併症である神経変性疾患

服部真也，羽柴 淳，向井宏樹

症例 20歳台，男性．現在，軽～中等度の精神遅滞がある．

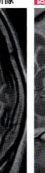
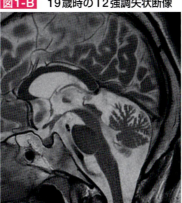
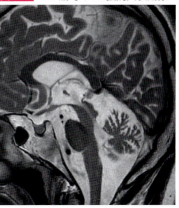

図1-A 14歳時のT2強調矢状断像　図1-B 19歳時のT2強調矢状断像　図1-C 23歳時のT2強調矢状断像

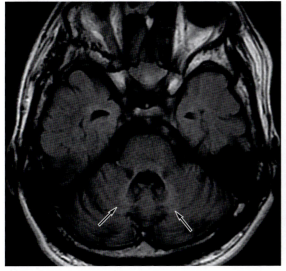
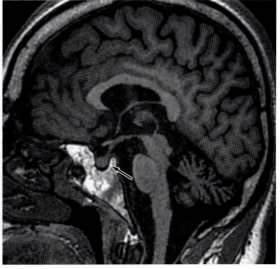

図1-D 23歳時のFLAIR像　図1-E 23歳時のT1強調矢状断像

● 本例の画像所見と経過

図1-A～C：14歳時から年単位で小脳萎縮が進行している．

図1-D：FLAIR像で小脳萎縮の他，歯状核が淡い高信号を示している（→）．

図1-E：神経変性疾患を疑わせる経過だが，T1強調像で下垂体後葉を示す高信号が認められない点（→）に気づけば，診断のきっかけになる．

本例は，1歳時に中枢性尿崩症をきっかけとして原疾患に気づかれた．以後3回の再発を来し，そのたびに化学療法が行われた．14歳時点では既に

化学療法は終了しているにもかかわらず，そこから年単位で小脳萎縮は進行した．本疾患には，ここで示したような特有の晩期合併症があるため，治療終了後も長期にわたる経過観察が必要となる．

> **最終診断** 中枢神経変性症を伴うランゲルハンス細胞組織球症
> neurodegenerative LCH（Langerhans cell histiocytosis）

疾患概念

ランゲルハンス細胞組織球症（Langerhans cell histiocytosis；LCH）は造血幹細胞由来の未熟樹状細胞を起源とする炎症性骨髄腫瘍であり，*BRAF V600E*を代表とするMAPK経路の活性化遺伝子変異を示す[1]．皮膚や骨，リンパ節，肝臓，脾臓，肺，造血器，頭蓋内などで腫瘍細胞が異常に増殖，過剰な炎症を惹起し，組織の傷害と破壊を引き起こす．

本項では，LCHの中枢神経病変に注目する．以下の2病型に分けて考えるとよい．

腫瘤を形成するもの：下垂体柄が腫大し，視床下部に進展する例が多い．尿崩症で発見されることが多く，T1強調像で下垂体後葉の高信号が消失する．尿崩症は腫瘤形成に先行する例や，逆に初発から数年経過した後に発症する例もある．この他，髄膜，脈絡叢，脳実質に腫瘤を形成するパターンもある[2]．

neurodegenerative LCH：LCHの稀な中枢神経病変として，腫瘤を形成せずに神経変性疾患様の変化を呈する例があり，本例はこの病型に該当する．LCH細胞と起源を同じくする骨髄由来前駆細胞が脳血管周囲へ浸潤し，炎症を惹起する機序が推論されている[1]．neurodegenerative LCHへ進展するリスク因子として，後頭骨を除く頭蓋底，眼窩，副鼻腔の骨病変，慢性・再発性の経過，中枢性尿崩症が挙げられる．

初診から数年後に発症することが多く，画像所見が先行した後に，進行性，非可逆的な精神神経症状が出現する例がある．近年，MAPK阻害薬の早期使用により病態が改善する可能性が指摘されており，画像による早期診断の重要性が高まっている．

画像所見としては，小脳歯状核周囲にT2強調像，FLAIR像で斑状の高信号を左右対称性に認める．また，血管周囲腔の拡張がしばしば認められる．脳萎縮も生じ，小脳半球に限局することも，全脳萎縮を呈することもある[2]．

鑑別診断

- 小児期疾患に限っても，T2強調像，FLAIR像で小脳歯状核が高信号を示すものは多数ある（熱中症，Leigh脳症，神経線維腫症1型，グルタル酸血症1型，メープルシロップ尿症など）．
- 初診時の全身画像を参照することができれば鑑別に悩むことは少ないが，時にLCHの診断がなされていないまま，神経症状の精査で画像検査がなされる例がある．そのような例では，尿崩症の病歴とT1強調像での下垂体後葉の高信号の有無を併せて確認するとよい．
- 成人期の組織球症であるErdheim-Chester病は，neurodegenerative LCHと同じような小脳歯状核病変を呈し，臨床的にも同様の中枢神経変性症を来す．LCHとの合併例が知られる他，Erdheim-Chester病の90％にMAPK経路の活性化遺伝子変異が検出され，共通の病態機序が推測される[1]．

参考文献

1) 森本 哲，坂本謙一，工藤 耕・他：組織球症に続発する中枢神経障害：改善が期待できる中枢神経変性症．臨神経 **64**: 85-92, 2024.
2) Grois N, Fahrner B, Arceci RJ, et al: Central nervous system disease in Langerhans cell histiocytosis. J Pediatr **156**: 873-881, 2010.

8 全身性領域，その他

52 画像診断医を悩ませる稀少疾患

服部真也，羽柴 淳，向井宏樹

症例 7歳，男児．逆生埋伏過剰歯の術前に撮影されたCTで，偶発的に異常所見を指摘．その後，呼吸困難が出現したため，準緊急で気管切開がなされた．精査目的に造影MRIを撮像．

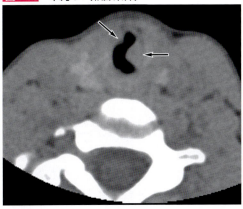
図1-A 単純CT（軟部条件）

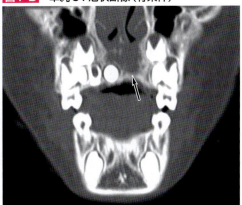
図1-B 単純CT冠状断像（骨条件）

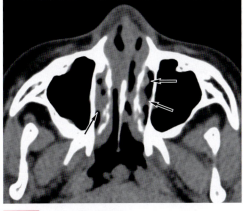
図1-C 単純CT（軟部条件）

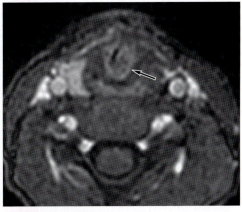
図1-D ダイナミックMRI（30秒後）

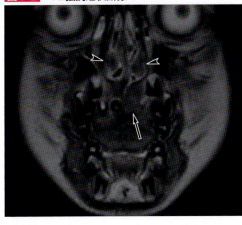
図1-E T2強調冠状断像

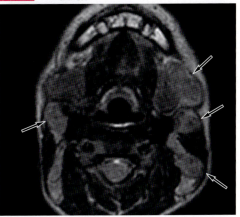
図1-F T2強調像

本例の画像所見と経過

図1-A：声門下から気管内に結節が多発している（→）．

図1-B：鼻腔粘膜の結節状肥厚や上顎骨の破壊（→），頸部リンパ節腫大を呈している．

図1-C：単純CT軟部条件でも鼻粘膜は多結節状に不整に肥厚している（→）．

図1-D：ダイナミックMRIで声門下病変に早期濃染はみられず（→），気道が狭小化している．

図1-E：T2強調冠状断像で上顎骨正中の病変は低信号を示す（→）．また，鼻粘膜にも結節状の低信号が目立つ（▶）．

図1-F：横断像では両側頸部リンパ節が腫大している（→）．

多発する気道結節として，血管腫，乳頭腫症（papillomatosis），多発血管炎性肉芽腫症（granulomatosis with polyangiitis；GPA）などが鑑別となるが，血管腫やpapillomatosisとしては，鼻腔粘膜病変，上顎骨の破壊や頸部リンパ節腫大を説明しにくく，T2強調像での信号も低すぎる．また，年齢からGPAの可能性は低い．本疾患では，頸部リンパ節腫大の他，**眼窩，鼻腔・副鼻腔，上気道（喉頭，気管，気管支）**に病変が好発することを知っておくと，診断のヒントになる．

以前に副鼻腔と喉頭に病変を形成した例を経験していたため（参考症例：図2），本例は病変部位の組み合わせから術前診断することができた．

最終診断 Rosai-Dorfman病
Rosai-Dorfman disease（RDD）

疾患概念

あらゆる年齢に発症する組織球症だが，**特に小児～若年成人に多い**．無痛性の両側性頸部リンパ節腫脹を呈することが多く，膨隆疹や溶骨性病変，眼窩腫瘤などの節外病変を40％程度に認める．リンパ節の構築は破壊され，リンパ節洞は組織球とリンパ球や形質細胞で埋め尽くされる．組織球に赤血球やリンパ球・形質細胞が破壊されることなく貫入するemperipolesisが，病理組織学的な特徴である[1]．

臨床的像としては，発熱や体重減少，白血球増多，高γグロブリン血症（hypergammaglobulinemia）を伴うことがある（本例では認められなかった）．また，10％に自己免疫性溶血性貧血（autoimmune hemolytic anemia；AIHA）や糸球体腎炎，関節リウマチ，全身性エリテマトーデス（systemic lupus erythematosus；SLE）などの自己免疫疾患を合併する[1]．

鑑別診断

- 画像所見が多彩であることに加え，稀少疾患であるため，鑑別診断に含めること自体が難しい．
- 多臓器に病変が形成される場合は，**悪性リンパ腫/白血病**との鑑別が一番の問題となる．ただし，本例のように**全身の消耗に乏しい，経過が長い**など，悪性リンパ腫/白血病として非典型的な臨床像である場合や，眼窩，鼻・副鼻腔，上気道に病変を来している場合には，鑑別疾患として考慮する．
- 中枢神経病変としては，髄膜腫に類似した **extra-axial mass** を来すことがある[2]．
- 前項のとおり，**小児期の髄膜腫**は成人よりも稀であるため，extra-axial massをみた場合には，鑑別疾患としてRDDを一考する必要がある．
- その他，下垂体柄～視床下部にmassを形成したり，脈絡叢が腫大するなど，**Langerhans cell histiocytosis（LCH）**と画像上鑑別できない症例も存在する．
- neurodegenerative LCHのような小脳歯状核病変と小脳失調を来した報告まであり[3]，組織球症の病型間で画像所見にオーバーラップがある．

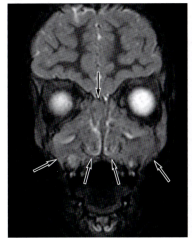
A STIR冠状断像

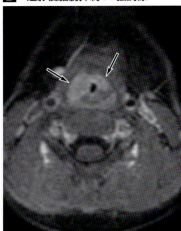
B 造影後脂肪抑制T1強調像

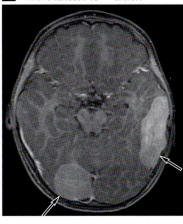
C 造影後脂肪抑制T1強調像

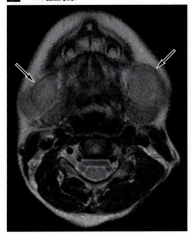
D T2強調像

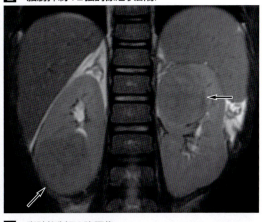
E 脂肪抑制T2強調像冠状断像

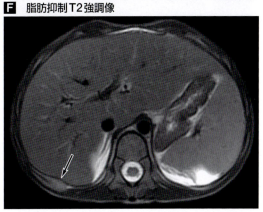
F 脂肪抑制T2強調像

●●● 参考症例 ●●●
図2 3歳，男児　Rosai-Dorfman病（RDD）
1年前から，大きないびきをかくようになった．
A：鼻腔・副鼻腔を充満する著明な軟部病変がある（→）．
B：声門から声門上部に造影病変がみられる（→）．
C：右後頭部や左側頭部に髄膜腫様のextra-axial tumorを認める（→）．
D：両側顎下リンパ節が腫大している（→）．
E：両腎に境界明瞭な腫瘤が形成されている（→）．信号は比較的低い．
F：右第11肋骨沿いにも軟部腫瘤が形成されている（→）．
生検でRDDの診断となった．

●●● 参考文献 ●●●
1) Gilani K, Kuntz S, Munoz DG, et al: Pearls & Oy-sters: Rosai-Dorfman Disease of the CNS. Neurology **96**: 1055-1058, 2021.
2) Raslan OA, Schellingerhout D, Fuller GN, et al: Rosai-Dorfman disease in neuroradiology: imaging findings in a Series of 10 patients. AJR **196**: W187-193, 2011.
3) Candeias da Silva C, Pedroso JL, Moraes FM, et al: Teaching neuroImages: Rosai-Dorfman disease presenting with progressive early-onset cerebellar ataxia. Neurology **81**: e27-e28, 2013.

8 全身性領域，その他

53 胃粘膜下腫瘍を指摘された児の肺結節

赤坂好宣

症例 10歳台，女性．5年前に下血を主訴に胃粘膜下腫瘍がみつかり，切除歴がある．その時より両肺に肺結節が認められたが，経過観察中に数が増加，サイズも増大した．

図1-A 胸部CT（肺野条件）

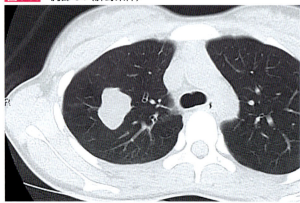

図1-B 胸部CT（肺野条件）

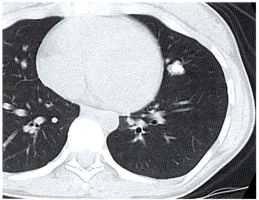

図1-C 胸部CT（縦隔条件）

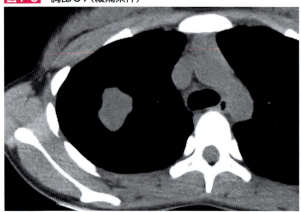

図1-D 胸部CT（縦隔条件）

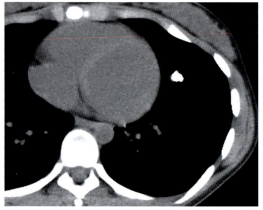

（次ページへ続く）

本例の画像所見と経過

図1-A～D：右上葉に境界明瞭な凹凸を伴う腫瘤が認められる．内部は均質な軟部濃度を呈する．左肺舌区には，強い粗大な石灰化結節が認められる．

図1-E，F：単純X線写真（図1-E）では，右上肺野の病変は5年前の初診時（図1-F；→）よりかなり増大している．また，左肺の病変はサイズは5年前とそれほど変わらないが，石灰化が目立ってきた分，より明瞭となっている．

胃の粘膜下腫瘍は，手術で消化管間質腫瘍（gastrointestinal stromal tumor；GIST）と診断されている．増大した右肺腫瘍は悪性が否定できないため手術が施行され，肺軟骨腫と病理診断された．

(図1 続き)

図1-E 胸部単純X線正面像　　**図1-F** 5年前の胸部単純X線正面像

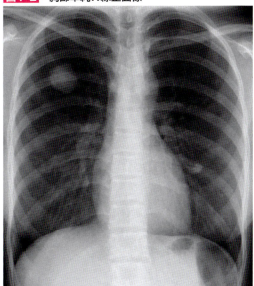

最終診断 不全型Carney三徴（胃GIST，肺軟骨腫）
Carney's triad, incomplete type (gastrointestinal stromal tumor, pulmonary chondroma)

疾患概念

1977年にCarneyらは，比較的稀な腫瘍である胃平滑筋肉腫，副腎外傍神経節腫，肺軟骨腫の3腫瘍のうち，2つ以上の合併が若年女性5人にみられることを報告し[1]，1983年にさらに24例の集計を報告し，Carney三徴として知られるようになった．なお，Carney三徴でみられた胃病変は全例非上皮性腫瘍であり，現在ではGISTとして扱われている．1999年にCarneyは，これら三徴がそろうには多年を要することもあるため，2徴候以上を有するものをこの症候群として，79例について臨床的特徴を報告した．それによると，患者の85%は女性であり，2徴候のみを有する不全型は78%であった[2]．

小児の胃腫瘍自体が非常に珍しい．新生児期，乳児期には奇形腫の発生もみられるが，年長児では胃癌も否定できない．小児のGISTに至っては，きわめて稀と考えられる．この段階でCarney三徴の可能性を考慮すべきで，もし，その時に肺軟骨腫や副腎外神経節腫がみられなくても後に発生する可能性が高いので，慎重に経過観察する．肺の結節をみた場合，石灰化が強ければ軟骨や骨を惹起するが，石灰化がみられない場合，原疾患の転移を完全に否定することは困難である．

診断のポイント

- 胃の腫瘍自体が小児期にはかなり珍しい．胃癌，横紋筋肉腫などは否定できない．
- 肺野に結節をみた場合，小児では本疾患を考慮して軟骨腫を考えるべきであるが，石灰化がみられず増大がある場合，GISTの転移が完全には否定できないと考えられる．

参考文献

1) Carney JA, Sheps SG, Go VL, et al: The triad of gastric leiomyosarcoma, functioning extra-adrenal paraganglioma and pulmonary chondroma. N Engl J Med **296**: 1517-1518, 1977.
2) 坪井光弘, 吉澤 潔, 環 正文・他: 不完全型Carney's triadの1例－本邦報告11例の臨床的検討－. 日呼外会誌 **26**: 79-84, 2012.

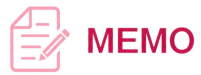

9

胎児MRI

54 胎児の両側側脳室の拡大

55 胎児腹腔からの臓器脱出

56 先天性嚢胞性肺疾患

57 胎児の腸管拡張

58 胎児腹壁からの腸管脱出

9 胎児MRI

54 胎児の両側側脳室の拡大

桑島成子

症例 在胎31週．脳室拡大精査でMRI施行．

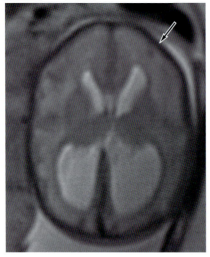

図1-A　T2強調像

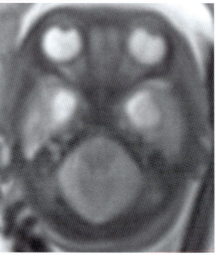

図1-B　T2強調像

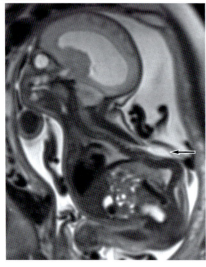

図1-C　T2強調矢状断像

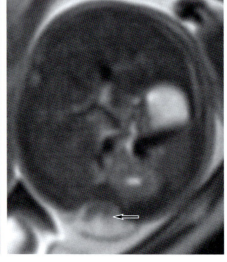

図1-D　T2強調像

本例の画像所見と経過

図1-A：両側側脳室三角部幅は22mm（＞10mm）で，両側側脳室の拡大を認める．両側前頭部は陥凹し（→），頭蓋全体はレモン様形態を呈している．

図1-B：後頭蓋窩周囲に脳脊髄液腔は認められない．第四脳室は狭小化して同定できない．

図1-C：両側側脳室拡大を認める．後頭蓋窩は小さい．後頭蓋窩内容の大後頭孔への下垂を認める．下部胸椎では脊椎後弓に欠損があり，脊柱管

から連続する囊胞構造を認める（→）．胸腰椎移行部に脊椎の変形を認める．

：脊椎背側に硬膜囊と連続する囊胞病変があり，内部に線状の低信号を示す係留した脊髄を認める（→）．右腎は正常の位置に認められない．

36週，帝王切開で出生．出生時，両下肢は全く動かず内反足を認めた．出生後，直ちに脊髄髄膜瘤修復術を施行，日齢15にVPシャント術を施行した．

最終診断 Chiari Ⅱ型奇形
Chiari Ⅱ malformation

疾患概念

脳室拡大：胎児MRI適応となる高頻度の超音波所見である．20週以降，側脳室前角は狭小化するが，後角は左右対称性に大きい（primitive fetal ventricular configuration；PFVC）．正常発達過程の脳室を異常ととらえないことが重要である．全胎齢を通して側脳室三角部幅は10mmを超えることはない．そのため，超音波検査，MRIとも脳室拡大のカットオフ値を10mmとしている．異常側脳室拡大がすべて水頭症ではなく，脳実質の形成不全や萎縮性変化でも脳室拡大を来す．

Chiari Ⅱ型奇形：脳室拡大を契機にみつかることも多い．尾側の神経管閉鎖不全が原因で生じる脊髄髄膜瘤（myelomeningocele）に伴い，後頭蓋窩の脳脊髄液が減少し，第四脳室の拡張が障害される．後頭蓋窩は狭小化し，小脳・脳幹が大後頭孔より尾側に下垂し，中脳水道狭窄による水頭症がほぼ全例に生じる．合併脳奇形として脳梁異形成，上衣下異所性灰白質などがある．

脊髄髄膜瘤：神経組織が皮膚や間葉組織に覆われずに体表に突出した状態の奇形である．腰仙部に多い．露出した神経組織に軟膜は存在するが，硬膜は欠損する．脊髄は係留された状態である．

脊髄髄膜瘤では，病変高位から残存髄節を予測することができる．第1仙骨（S1）より尾側の脊髄髄膜瘤では将来歩行可能と予測される[1]．神経学的予後にはテント上の脳の異常所見も関与する[2]．

画像診断

Chiari Ⅱ型奇形では**両側側脳室の拡大**を認める．**後頭蓋窩は小さく**，脳幹や小脳周囲の脳脊髄液腔は認められにくく，大槽が同定できない．**頭蓋は両側前頭部が陥凹し，頭蓋全体がレモン様形態を呈する**．横断像，矢状断像で第四脳室の狭小化を認める．**小脳や脳幹が大後頭孔から下垂する所見**は特徴的所見であるが，胎児では体位や動きにより評価困難なことが多い．

脊髄髄膜瘤は，**矢状断像，横断像で脊椎後弓欠損部から背部体表に突出する皮下脂肪に覆われない囊胞病変**として認められる．係留した脊髄が，囊胞内に線状の低信号として認められる．脊髄髄膜瘤は矢状断像では同定しにくい場合があり，横断像で体壁の欠損や囊胞と硬膜囊との連続，囊胞内の稽留脊髄を確認する．側彎や後彎を認めることがある．

超音波検査では脳室拡大のみが指摘されている場合もあり，MRIでは頭部と脊髄の矢状断像，横断像の撮像が必要である．

鑑別診断

- 脳室拡大を来す疾患が鑑別になる．その中で頻度が高い疾患として，**中脳水道狭窄，脳梁欠損**がある．これらの疾患では，矢状断像で中脳水道の狭窄所見，脳梁欠損や低形成を確認することで鑑別できる．

- **終末脊髄囊胞瘤**：仙尾部の二分脊椎から脳脊髄液を含んだ囊胞が認められ，囊胞内の索状構造が脊柱管内の脊髄に連続している．囊胞腔は複数認められる．囊胞は皮下脂肪で覆われる．脳幹や小脳の形態は正常で，後頭蓋窩の狭小化や水頭症などは認められない．

●●● 参考文献

1) 宇都宮英綱：脊髄髄膜瘤．宇都宮英綱（編）；胎児中枢神経のMRI診断．金芳堂，p.29, 2020.
2) Khalaveh F, Seidl R, Czech T, et al: Myelomeningocele-Chiari II malformation-neurological predictability based on fetal and postnatal magnetic resonance imaging. Prenat Diagn **41**: 922-932, 2021.

9 胎児MRI

55 胎児腹腔からの臓器脱出

桑島成子

症例 在胎28週に先天性左横隔膜ヘルニアが疑われ，予後を含めた診断目的でMRI施行．

図1-A　T2強調冠状断像

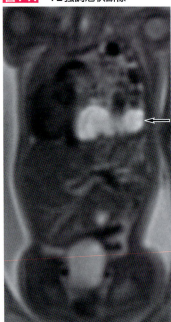

図1-B　T2強調冠状断像（Aより背側のスライス）

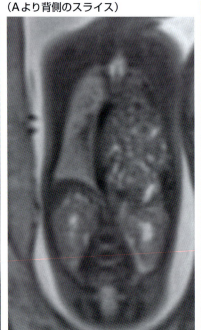

図1-C　T1強調冠状断像

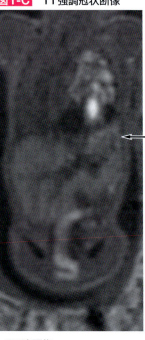

図1-D　T2強調像

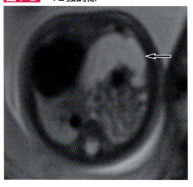

本例の画像所見

図1-A：左胸腔は，腹腔から脱出した腹部臓器で占拠されている．高信号を呈する胃は左胸腔に脱出し，わずかに正中を越えている（→）．高信号の小腸，低信号の結腸も，左胸腔に脱出している．心臓は大きく右に偏位している．

図1-B：左胸腔は脱出した腸管で占拠されている．右肺の容積は保たれ，高信号を示している（肺/肝信号強度比＝2.2）．血管が低信号として同定できる．

図1-C：高信号を示す胎便を含んだ腸管が，左胸腔に認められる．S状結腸〜直腸にも胎便が認められる．肝は中間信号を示している．肝左葉の一部が左胸腔に脱出している（→）．

図1-D：低信号の心臓は右に偏位している．右肺は高信号を示し，低信号の血管が同定できる．胃は，脊柱と胸骨を結んだ正中をわずかに越えているが，半分未満である（→）．

胎児MRI所見としては，liver up＋胃は脱出し正中をわずかに越える（group II）．右肺の肺/肝信号強度比は2.2（＞2.0）であり，右肺は成熟している．よって，手術可能と判断した．

37週，帝王切開で出生．Apgar score 6/8，出生後すぐに気管内挿管し，HFO（high frequency oscillation）管理，一酸化窒素（NO）吸入開始．日齢4で横隔膜ヘルニア根治術施行．group IIの所見であった．日齢29で抜管，日齢33で経口哺乳開始した．

最終診断 先天性横隔膜ヘルニア
congenital diaphragmatic hernia（CDH）

疾患概念

先天性左横隔膜ヘルニアは，**横隔膜の欠損孔から腹部臓器が胸腔に脱出する疾患**である．左側が約88％，右側が10％，両側が2％である．脱出臓器は小腸，結腸，胃，肝の他，脾，膵，腎，十二指腸などがある．脱出臓器が肺を圧迫することにより胸腔スペースは狭く，**呼吸様運動は阻害され患側肺は低形成となる**．脱出臓器により縦隔は健側に偏位し，健側肺も圧迫される．本症の予後に，健側肺の肺低形成程度が大きく影響する[1]．

合併奇形として腸回転異常が最も多く，その他，心大血管奇形，肺分画症，気管・気管支形成異常やMeckel憩室などがある．また，18トリソミーなど染色体異常や多発奇形を有する疾患の1徴候として認められる場合もある．

画像診断

MRIでは，脱出臓器の内容，胃の位置，肝挙上の有無，縦隔偏位の程度，健側肺の容積や信号強度による肺低形成の評価，合併奇形の診断を行い，予後予測を行う．肺の容積については，超音波検査で種々の測定法が用いられている．

羊水を飲み込んだ胃は，T2強調像で均一な高信号を示す．胎便を含んだ腸管は，T1強調像で高信号を示す．肝はT1強調像で中間信号を示す．正常肺は26週以降であれば高信号を示し，それにより血管が中枢から末梢に向かう線状の低信号として同定できる．**26週以降で健側肺が低信号を示す場合は，肺低形成が疑われ予後不良の場合が多い**．客観的な肺の信号評価として，**肺/肝信号強度比が一助となる**[1]．

先天性左横隔膜ヘルニアの重症度評価として，胃の位置によるKitano分類がある．grade 0（胃は腹腔内にある）〜grade 3（胃は左胸腔内に脱出し，半分以上が正中を越える）があり，grade 3にいくほど重度となる．肝の脱出も予後不良因子である[2]．さらに，**肝脱出の有無と胃の位置を組み合わせた分類がある**．group Iは肝の脱出なし，group IIは肝の脱出＋胃の位置がgrade 2まで，group IIIは肝の脱出＋胃の位置がgrade 3とする．group IIIが最も予後不良で，合併症なき退院率は10％未満である[3]．

胃の脱出程度は冠状断像のみでなく，横断像で脊椎と胸骨正中を結んだ線を利用すると評価しやすい．また，超音波検査で用いられるmediastinal shift angle（MSA）も，簡便な評価法としてMRIでも用いられる[4]．

参考文献

1) Kuwashima S, Nishimura G, Iimura F, et al: Low-intensity fetal lungs on MRI may suggest the diagnosis of pulmonary hypoplasia. Pediatr Radiol 31: 669-672, 2001.
2) 令和3年度厚生労働科学研究費補助金事業「呼吸器系先天異常疾患の診療体制構築とデータベースおよび診療ガイドラインに基づいた医療水準向上に関する研究」: 新生児先天性横隔膜ヘルニア（CDH）診療ガイドライン第2版（2021）．available at: https://jcdhsg.com/assets/pdf/cdh_guideline_02-2.pdf
3) Kitano Y, Okuyama H, Saito M, et al: Re-evaluation of stomach position as a simple prognostic factor in fetal left congenital diaphragmatic hernia: a multicenter surve in Japan. Ultrasound Obstet Gynecol 37: 277-282, 2011.
4) Savelli S, Bascetta S, Carducci C, et al: Fetal MRI assessment of mediastinal shift angle in isolated left diaphragmatic hernia: a new postnatal survival predictive tool? Prenat Diagn 40: 136-141, 2020.

9 胎児MRI

56 先天性囊胞性肺疾患

桑島成子

症例 在胎25週．超音波検査で先天性肺気道奇形（congenital pulmonary airway malformation；CPAM）が疑われ，25週と29週にMRIを施行．

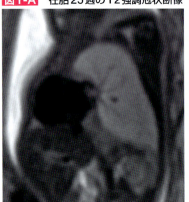
図1-A 在胎25週のT2強調冠状断像

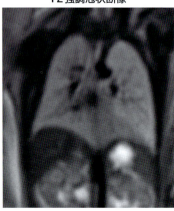
図1-B 在胎29週のT2強調冠状断像

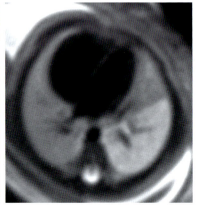
図1-C 在胎29週のT2強調像

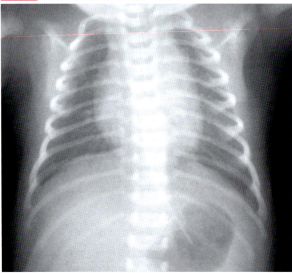
図1-D 出生時の胸部単純X線写真

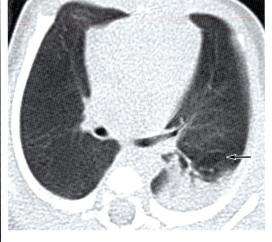
図1-E 日齢4の胸部CT

本例の画像所見と経過

図1-A：左上肺野の過膨張により左横隔膜は平坦化し，中央陰影は右に偏位している．左上肺野は比較的均一な高信号を示し，内部に血管構造が肺門～末梢に線状の低信号として認められる．

図1-B：左上肺野の高信号域に増大傾向はない．内部に血管構造が，肺門～末梢に線状の低信号として認められる．中央陰影の右への偏位や左横隔膜の平坦化は軽減している．

図1-C：左上肺野の高信号域の境界は明瞭である．

図1-D：両側肺野に異常所見は認められない.

図1-E：左上葉末梢にair bronchogramを伴うコンソリデーションを認める. 腹側に局所的な透過性亢進を認める（→）.

胎児MRIから, 出生前診断はCPAMあるいは気管支閉鎖症とした. 呼吸障害はないと判断した.

38週で出生. 出生時呼吸障害なし（Apgar score 8/9）.

最終診断 先天性肺気道奇形／気管支閉鎖症 congenital pulmonary airway malformation（CPAM）/bronchial atresia（BA）

疾患概念

胎児画像診断の進歩により, 出生前に囊胞性肺疾患が指摘される症例が増えている. 先天性囊胞性肺疾患とは, 肺の形成過程で発生学的異常が原因で肺に囊胞性病変を呈する良性疾患群である.

先天性囊胞性肺疾患診療ガイドラインでは, ①気管支閉塞症, ②先天性肺気道奇形, ③肺分画症群, ④前腸重複囊胞群, ⑤その他, ⑥分類不能の先天性囊胞性肺疾患に分類している[1]. 主な発生原因として, 近年, 胎児気管支の一過性閉塞が先天性囊胞性肺疾患の発生機序とする概念も提唱されている[2].

先天性肺気道奇形（CPAM）：肺形成における発達異常による過誤腫様病変である. 正常気管支との交通があり, 肺循環で栄養される. Stokerにより囊胞のサイズから3型に分類されたが, 近年病理組織学的発生部位が新しく5型に分類された[3].

気管支閉鎖症（BA）：胎生期にいったん形成された気管支が妊娠16週以降に限局性に閉鎖する疾患群である. 正確な原因は不明であるが, 気管支内の細胞過剰増殖による気管支閉塞説や, 血管障害による虚血や瘢痕化による閉塞説などがある[2]. 末梢肺に過膨張と囊胞性病変を生じる. 閉鎖部位により2つに分類される.

①中枢型：主気管支や葉気管支レベルの閉鎖. 頻度は稀で予後不良である.

②末梢型：葉気管支より末梢レベルの閉鎖. 周囲への圧排が乏しい. 病変は小さく胎児期に診断されていないこともある.

CPAM, BAの多くは, 出生後, 無症状で経過する. CPAM2型とBAを, obstructive sequenceとして同一病態として検討されている[3].

画像診断

囊胞性肺疾患の分類は複雑で, 画像所見や組織所見が重複することがある. **出生前の画像診断は簡潔に所見を記載し, 病変の広がりや出生時に呼吸障害を来す可能性の有無, 合併奇形の評価が重要である.**

CPAM：T2強調像で周囲の肺より高信号を示す. 内部に大小の囊胞構造が認められると診断に役立つ. 妊娠中期に増大したり, 後期に縮小したりする場合がある. 異常血管はない.

BA：**患側肺葉はT2強調像で比較的均一な高信号を示す.** 画像所見は閉鎖レベルによって, 以下の2つに分けられる. ①中枢型では, 高信号を示す過膨張により縦隔偏位, 患側横隔膜翻転, 正常肺や対側肺を著明に圧排する. 中枢側に高信号を示す管状の気管支囊腫を認める. ②末梢型では, 過膨張の肺はT2強調像で正常肺より高信号を示すが, 病変が小さい場合や他の所見がないと, 他の先天性囊胞性肺疾患との鑑別が難しい[4].

●●● 参考文献

1) 松岡健太郎：分類と病理所見. 小児外科 **54**: 120-124, 2022.
2) 渡邉美穂, 出口幸一, 奥山宏臣：先天性囊胞性肺疾患（CPAM, ILS, Lobar emphysema, BA）. 小児外科 **53**: 138-145, 2021.
3) 高桑恵美, 中澤温子：気管支閉鎖症とCPAM2型の病理所見. 小児外科 **54**: 125-128, 2022.
4) Adams NC, Victoria T, Oliver ER, et al: Fetal ultrasound and magnetic resonance imaging: a primer on how to interpret prenatal lung lesions. Pediatr Radiol **50**: 1839-1854, 2020.

9 胎児MRI

57 胎児の腸管拡張

桑島成子

症例 在胎34週．超音波検査で腸管拡張を認め，MRIを施行．羊水過多はない．

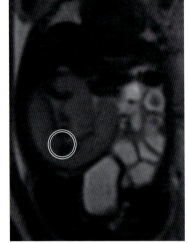

図1-A　T2強調冠状断像

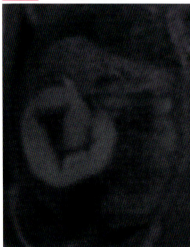

図1-B　T1強調冠状断像

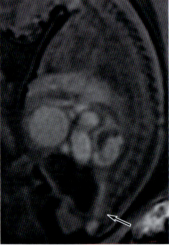

図1-C　T1強調矢状断像

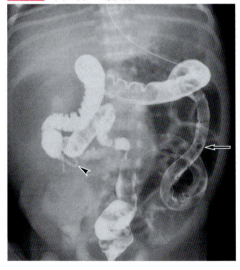

図1-D　出生後の注腸造影

● 本例の画像所見と経過

図1-A：腹部全体に拡張した小腸を認める．右下腹部の回腸と考えられる拡張腸管は，空腸に比べ拡張程度が強く低信号を示している．拡張腸管が集簇したような部位も認められる（○印）．腹水はない．

図1-B：右下腹部の拡張回腸は軽度高信号を示す．

図1-C：膀胱の背側に高信号を示す胎便を含む細い直腸の先端は，膀胱頸部より尾側まで認められる（→）．

図1-D：大腸の径は細く，microcolonを認める（→）．大腸に閉塞はない．虫垂は描出されている（▶）．遠位回腸は描出されているが，途絶している．小腸ガスは著明に拡張している．腹膜表面に石灰化はない．

胎児MRIから回腸閉鎖を疑ったが，閉塞部位は特定できなかった．

38週，経腟分娩で出生．日齢1で手術が施行され，Treitz靱帯から60cmに離断型小腸閉鎖を認め，肛門側に回腸が部分的に360°捻転し，そのループの途中にも離断型閉鎖を認めた．回腸を35cm切除し，端々吻合術が施行された．穿孔や

偽囊胞所見はなかった．

最終診断　回腸閉鎖　ileal atresia

疾患概念

小腸閉鎖は，新生児期に緊急手術を要する疾患である．小腸閉鎖・狭窄の発症頻度は4000〜5000出生に1例とされ，全消化管閉鎖の約40％である．**回腸閉鎖は遠位に好発し，空腸閉鎖は近位に好発する**．小腸閉鎖の原因は，胎生期に生じた腸重積や腸軸捻転，内ヘルニアなどにより腸管や腸間膜に血行障害が生じ，腸管壊死を来して小腸閉鎖が発症すると考えられている．空腸閉鎖では多発型がしばしばみられ，穿孔は少ない．回腸閉鎖では，腸管穿孔による胎便性腹膜炎のリスクがあり，空腸閉鎖より羊水過多を伴う頻度は低い．遠位空腸閉鎖との鑑別は難しく，出生前診断率は低い．さらに多発，癒着，穿孔，瘻孔形成例では，閉鎖部位の指摘は難しい．

画像診断

MRIでは，羊水と胎便の信号から消化管の全体像，拡張腸管の部位や長さ，閉塞部位の推定，直腸径や直腸先端部レベル，合併症の有無などを評価する．小腸閉鎖では，閉鎖部より近位の小腸は拡張する．**閉鎖部位が近位ほど拡張程度は強く，拡張腸管は少ない**．小腸のMRI信号は，週数とともに胎便の信号から飲み込んだ羊水の信号に変化していく．**直腸は，おおよそ20週までにT1強調像で胎便による高信号を示す**．直腸に高信号が認められない場合は，**直腸肛門奇形，胎便性腹膜炎，先天性難治性下痢症などを疑う**．直腸先端部は膀胱頸部より尾側10mmまで認められる．結腸はほぼ直腸と同じ信号強度を示すが，週数が進むにつれ，S状結腸から右側結腸へとT1強調像で胎便が認識できるようになる[1]．

近位空腸閉鎖では，上腹部に胃，十二指腸，高位空腸が拡張し，**triple bubble sign**を認める．拡張腸管は羊水と等信号を示し，出生前診断は容易である．回腸閉鎖は拡張した小腸ループの数が多く，拡張腸管の信号強度は様々で，T1強調像・T2強調像で中間信号，T1強調像で高信号を示すことがある[2]．閉鎖部位が遠位ほど，閉鎖部位が複数になるほどMRI信号が複雑になる．閉鎖部近傍の拡張腸管がT1強調像で高信号の場合，回腸を結腸と間違えないように，腸管の走行，結腸の信号や径の確認が必要である．**小腸閉鎖部位のMRI診断に，直腸の同定と拡張小腸のMRI信号の組み合わせによるフローチャートも参考となる**[3]．結腸は内容物の通過がないため，**内腔が細くmicrocolonを示す**ことが多い．腸管穿孔による胎便性腹膜炎を疑う所見としては，腹水の出現，石灰化や隔壁を伴った腹腔内囊胞性病変がある．

鑑別診断

- **Hirschsprung病**：全結腸型では結腸に拡張はなく，拡張した小腸が認められ，鑑別が難しいことがある．

●●● 参考文献

1) Veyrac C, Couture A, Saguintaah M, et al: MRI of fetal GI tract abnormalities. Abdom Imaging **29**: 411-420, 2004.
2) Cassady CI: Prenatal gastrointestinal and hepatobiliary imaging. *In* Coley BD (ed)；Caffey's pediatric diagnostic imaging, 13th. Elsevier, Philadelphia, p.777-781, 2019.
3) Rubio EI, Blask AR, Badillo AT, et al: Prenatal magnetic resonance and ultrasonographic findings in small-bowel obstruction: imaging clues and postnatal outcomes. Pediatr Radiol **47**: 411-421, 2017.

9 胎児MRI

58 胎児腹壁からの腸管脱出

桑島成子

症例 在胎31週．腹壁破裂疑いでMRI施行．

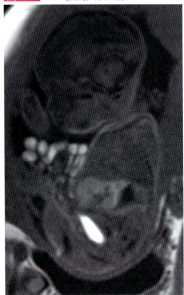

図1-A　T1強調矢状断像

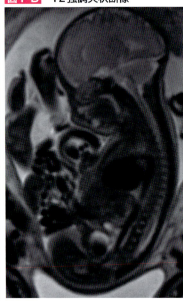

図1-B　T2強調矢状断像

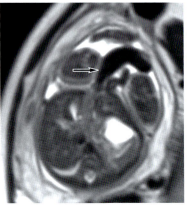

図1-C　T2強調像

本例の画像所見と経過

図1-A：高信号を示す胎便を含む腸管が，前腹壁欠損部から脱出しているが，肝の脱出はない．

図1-B：低信号を示す複数の腸管が前腹壁欠損部から脱出し，ヘルニア囊に覆われず，ばらけて浮遊している．

図1-C：臍帯右側から低信号の腸管が脱出している（→）．

36週で出生．腹壁破裂に対し出生直後からサイロを立て，日齢6で小腸が腹腔内に完納できた．

最終診断は次ページ

疾患概念

腹壁破裂は，**前腹壁全層の欠損により腸管が羊膜腔に脱出する疾患**である．発症率は5000〜10000出生に1例であり，母体の年齢が低いほど発症率が高い．腹壁欠損孔は通常，臍帯付着部の右側にあることが多く，欠損孔は4cm以下が多い．脱出腸管は腹膜や羊膜で覆われることなく，無囊性で羊水中に浮いている状態である[1]．**脱出臓器は基本的には小腸が多く，肝の脱出はないが**，稀に胃や卵巣，卵管，精巣などが脱出することがある．臍帯ヘルニアと異なり，臍帯は正常である．臍帯と欠損孔の間には正常の皮膚が介在していることが多い．脱出腸管が羊水に晒されている期間が長いと炎症性変化が生じ，**腸管壁の肥厚，内腔の拡張，腸管短縮**が認められる．稀に欠損孔が胎内で閉鎖し，脱出腸管がすべて虚血壊死に陥り，腸閉鎖，短腸症候群となる（closing gastroschisis）．腸閉鎖や腸回転異常などを合併していることがあるが，臍帯ヘルニアに比べ合併奇形は少ない．合併奇形

T2強調像

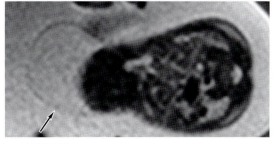

●●●参考症例●●●
図2 在胎24週 臍帯ヘルニア
前腹壁からヘルニア嚢(→)で覆われた低信号の肝が脱出している．

がない腹壁破裂の予後は良好で，生存率は95％以上である[2]．

 腹壁破裂 gastroschisis

画像診断

MRIで，**脱出部位，脱出臓器の内容，肝脱出の有無，臍帯の位置，ヘルニア嚢の有無，合併奇形の有無**を評価する．臍帯は正常で，その側方（主に右側）に欠損があり，欠損孔から腸管が嚢に囲まれず脱出し，羊水中にばらけて浮遊する．胎便を含んだ腸管はT1強調像で高信号を示す．肝が脱出することはない．**肝の脱出の有無は横断像と矢状断像の双方で確認する**．脱出腸管が羊水に浮遊している期間が長いと，脱出腸管壁の肥厚や内腔の拡張を認める．腹壁破裂の多くは単独奇形であるが，腸回転異常や中枢神経系奇形，心奇形を合併することがあり，**他の奇形の有無を確認する**．

鑑別診断

- **臍帯ヘルニア**（参考症例：**図2**）/**破裂臍帯ヘルニア**：臍帯ヘルニアも，腹壁破裂も腹壁の形成異常により腹腔内臓器が腹腔外へ脱出した奇形で

T2強調像

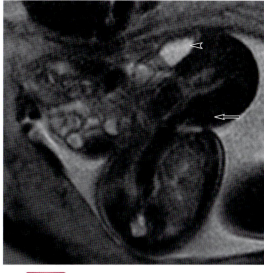

●●●参考症例●●●
図3 在胎16週 limb-body wall complex
前腹壁から肝(→)，小腸，結腸，胃(▶)が脱出している．側彎，右足欠損，脊椎破裂，右腎欠損も認められた（非提示）．

ある．臍帯基部から脱出した内容は，ヘルニア嚢に覆われている．肝が脱出する．肝の脱出の有無が鑑別に有用である．ヘルニア嚢の有無も鑑別の一助になる．ただし，嚢が破裂した場合は，脱出内容が羊水に浮遊し鑑別は難しくなる．脱出部位が正中であることは鑑別に役立つ．

- **limb-body wall complex**（参考症例：**図3**）：妊娠初期に胸壁あるいは腹壁破裂により，欠損孔から胸腔内あるいは腹腔内臓器が脱出する．四肢奇形や脳瘤，顔面裂，側彎，その他，横隔膜ヘルニア，心奇形，腸回転異常，生殖器奇形なども合併することがあり，予後不良で多くは胎内死亡となる．

●●● 参考文献

1) 桑島成子：胎児の画像診断．画像診断 **34**: 1644-1655, 2014.
2) Victoria T, Andronikou S, Bowen D, et al: Fetal anterior abdominal wall defects: prenatal imaging by magnetic resonance imaging. Pediatr Radiol **48**: 499-512, 2018.

症例一覧

1.中枢神経・脊髄領域

1 痙攣重積型（二相性）急性脳症 ……………………………… A10
2 もやもや病 …………………………………………………… A12
3 Alexander病 ………………………………………………… A14
4 神経下垂体ジャーミノーマ …………………………………… A16
5 MOG抗体関連疾患 …………………………………………… A18
6 オルニチントランスカルバミラーゼ（OTC）欠損症 ………… A20
7 症例1：結節性硬化症に伴う上衣下結節および皮質結節
　　症例2：結節性硬化症に合併した上衣下巨細胞性星細胞腫 … A22
8 虐待による乳幼児頭部外傷の疑い …………………………… A24
9 視床下部過誤腫 ……………………………………………… A26
10 *CACNA1A*遺伝子変異による家族性片麻痺性片頭痛1型と脊髄小脳失調症6型 … A28

2．頭頸部領域

11 梨状窩瘻・囊胞 ……………………………………………… A32
12 甲状舌管囊胞 ………………………………………………… A34
13 川崎病 ………………………………………………………… A36
14 異所性胸腺 …………………………………………………… A38
15 病的意義のない小児の副鼻腔粘膜肥厚 ……………………… A40

3．胸部領域

16 肺葉外肺分画症の捻転 ………………………………………… A44
17 遅発性先天性横隔膜ヘルニア ………………………………… A46
18 胸膜肺芽腫（typeⅠ） ………………………………………… A48
19 Down症候群で認められる胸膜下囊胞 ……………………… A50
20 異所性胸腺の反応性過形成 …………………………………… A52

4．心・血管系領域

21 大動脈縮窄 …………………………………………………… A56
22 総肺静脈還流異常 …………………………………………… A59
23 症例1：血管輪
　　症例2：肺動脈スリング ……………………………………… A62
24 先天性心疾患における肺血流調整のための姑息的手術 ……… A64
25 先天性心疾患における右心バイパス手術 …………………… A66

5．腹部領域（泌尿生殖器以外）

26 限局性結節性過形成 · A70
27 川崎病（に伴った胆嚢水腫・麻痺性イレウス） · · · · · · · · A73
28 未熟奇形腫 · A75
29 副腎皮質癌 · A77
30 短軸性（間膜軸性）胃軸捻転症 · · · · · · · · · · · · · · · · · · · A80
31 十二指腸壁内血腫 · A83
32 出血を伴ったリンパ管奇形（リンパ管腫） · · · · · · · · · · · · A85
33 直腸粘膜脱症候群 · A88
34 childhood asymmetrical labium majus enlargement（CALME） · · · A90
35 クラリーノ三徴 · A93

6．泌尿生殖器領域

36 新生児精巣捻転症 · A96
37 新生児卵巣嚢腫（捻転） · A98
38 左尿管膀胱移行部狭窄／巨大尿管 · · · · · · · · · · · · · · · · A100
39 OHVIRA症候群 · A103
40 左異所開口尿管 · A106

7．骨軟部領域

41 壊血病 · A110
42 プロスタグランジンE1長期投与による骨膜肥厚 · · · · · · · A112
43 急性リンパ性白血病 · A114
44 正常骨端線 · A116
45 進行性骨化性線維異形成症 · A118
46 BCGによる肉芽腫 · A120
47 症例1：皮様嚢腫
　　症例2：頭血腫 · A122

8．全身性領域，その他

48 神経線維腫症1型 · A126
49 頭蓋内圧亢進症を合併したNF2関連神経鞘腫症 · · · · · · A129
50 結節性硬化症 · A131
51 中枢神経変性症を伴うランゲルハンス細胞組織球症 · · · · A133
52 Rosai-Dorfman病 · A135
53 不全型Carney三徴（胃GIST，肺軟骨腫） · · · · · · · · · · · A138

9．胎児MRI

54 Chiari Ⅱ型奇形 · A142
55 先天性横隔膜ヘルニア · A144
56 先天性肺気道奇形／気管支閉鎖症 · · · · · · · · · · · · · · · · A146
57 回腸閉鎖 · A148
58 腹壁破裂 · A150

索引

色字は症例・図版掲載ページを示す．

欧字

A

abusive head trauma；AHT
（虐待による乳幼児頭部外傷） ・・・・・・・・・・A25
ACTA2遺伝子異常 ・・・・・・・・・・・・・・・・・・・A132
acute disseminated encephalomyelitis；ADEM
（急性散在性脳脊髄炎） ・・・・・・・・・・・・・・・A19
acute encephalopathy with biphasic seizures and
late reduced diffusion；AESD［痙攣重積型
（二相性）急性脳症］ ・・・・・・・・・・・・・・・A11
acute lymphoblastic leukemia；ALL
（急性リンパ性白血病） ・・・・・・・・・・・・・・A115
ACVR1/ALK2（activin A receptor, type 1/
activin receptor-like kinase 2）遺伝子 ・・・・・・A119
adrenalcortical carcinoma（副腎皮質癌） ・・・・A78
air cap sign ・・・・・・・・・・・・・・・・・・・・・・・A82
Albright遺伝性骨異栄養症 ・・・・・・・・・・・・・A119
Alexander病 ・・・・・・・・・・・・・・・・・・・・・・A15
Alport症候群 ・・・・・・・・・・・・・・・・・・・・・A132
alveolarization（肺胞形成） ・・・・・・・・・・・・A51
ano-cutaneous fistula（肛門皮膚瘻） ・・・・・・・A94
apophysis ・・・・・・・・・・・・・・・・・・・・・・・・A117
arterial spin labeling；ASL ・・・・・・・・・A28,A29

B

BCG（Bacille Calmette-Guérin）ワクチン ・・・・A121
－による肉芽腫（BCG granuloma） ・・・・・・A121
Beckwith-Wiedemann症候群 ・・・・・・・・・A72,A78
bell-clapper奇形 ・・・・・・・・・・・・・・・・・・・A97
Blalock-Taussig shunt術；BTS ・・・・・・・・・・A65
bright tree appearance ・・・・・・・・・・・・・・・A11
bronchial atresia；BA（気管支閉鎖症） ・・・・・A147

C

CACNA1A遺伝子変異 ・・・・・・・・・・・・・・・・A29
Caffey病 ・・・・・・・・・・・・・・・・・・・・・・・・A113
Carney's triad, incomplete type
（不全型Carney三徴） ・・・・・・・・・・・・・・・A139
central sparing ・・・・・・・・・・・・・・・・・・・・A11
cephalhematoma（頭血腫） ・・・・・・・・・・・・A123
Chiari Ⅱ型奇形（Chiari Ⅱ malformation） ・・・・A143
childhood asymmetrical labium majus
enlargement；CALME ・・・・・・・・・・・・・・A91
chronic lung disease；CLD（新生児慢性肺疾患）
・・・・・・・・・・・・・・・・・・・・・・・・・・・・・A51
coarctation of the aorta；CoA（大動脈縮窄） ・・A57
congenital diaphragmatic hernia；CDH
（先天性横隔膜ヘルニア） ・・・・・・・・・A47,A145
congenital heart disease（先天性心疾患） ・・A65,A68
congenital midureteral stricture；CMS
（先天性中部尿管狭窄） ・・・・・・・・・・・・・・A101
congenital pulmonary airway malformation；
CPAM（先天性肺気道奇形） ・・・・A49,A51,A147

cortical hyperostosis（骨膜肥厚） ・・・・・・・・・A113
Crohn病 ・・・・・・・・・・・・・・・・・・・・・A89,A92
Currarino triad（クラリーノ三徴） ・・・・・・・・A94

D

daughter cyst sign ・・・・・・・・・・・・・・・・・・A99
dermoid cyst（皮様嚢腫） ・・・・・・A35,A121,A123
DICER1遺伝子 ・・・・・・・・・・・・・・・・・・・・A49
differential cyanosis ・・・・・・・・・・・・・・・・・A57
dot and dash ・・・・・・・・・・・・・・・・・・・・・A39
Down症候群 ・・・・・・・・・・・・・・・・・・・・・・A51
ductal shock ・・・・・・・・・・・・・・・・・・・・・・A57
duplication cyst（重複嚢胞） ・・・・・・・・・A84,A87
dystrophic scoliosis ・・・・・・・・・・・・・・・・・A127

E

echogenic inner rim sign ・・・・・・・・・・・・・・A99
ectopic thymic rebound hyperplasia
（異所性胸腺の反応性過形成） ・・・・・・・・・・A53
ectopic thymus（異所性胸腺） ・・・・・・・・A39,A54
ectopic ureter（異所開口尿管） ・・・・・・・・・・A107
epidermoid cyst ・・・・・・・・・・・・・・・・・・・・A35
Erdheim-Chester病 ・・・・・・・・・・・・・・・・・A134
Ewing肉腫 ・・・・・・・・・・・・・・A49,A53,A115
extra-axial mass ・・・・・・・・・・・・・・・・・・・A136

F

familial hemiplegic migraine type 1
（家族性片麻痺性片頭痛1型） ・・・・・・・・・・A29
fibrodysplasia ossificans progressiva；FOP
（進行性骨化性線維異形成症） ・・・・・・・・・・A119
fibromuscular obliteration ・・・・・・・・・・・・・A89
FNH-like lesion ・・・・・・・・・・・・・・・・・・・・A71
focal nodular hyperplasia；FNH
（限局性結節性過形成） ・・・・・・・・・・・・・・A71
Fontan関連肝機能障害 ・・・・・・・・・・・・A67,A68
Fontan手術 ・・・・・・・・・・・・・・・・・・・・・・A68
Frankel lines ・・・・・・・・・・・・・・・・・・・・・A111
fraying ・・・・・・・・・・・・・・・・・・・・・・・・・A111

G

gastrointestinal stromal tumor；GIST ・・・・・・A139
gastroschisis（腹壁破裂） ・・・・・・・・・・・・・A150
GFAP遺伝子 ・・・・・・・・・・・・・・・・・・・・・A15
Glenn手術 ・・・・・・・・・・・・・・・・・・・・・・A68
GM2ガングリオシドーシス ・・・・・・・・・・・・A15

H

heart bypass operation（心バイパス手術） ・・・・A68
Hirschsprung病 ・・・・・・・・・・・・A93,A94,A149
H sign ・・・・・・・・・・・・・・・・・・・・・・・・・A19
hypothalamic hamartoma（視床下部過誤腫） ・・・A27

I

IgA血管炎 ・・・・・・・・・・・・・・・・・・・・A74,A82
ileal atresia（回腸閉鎖） ・・・・・・・・・・・・・・A149
immature teratoma（未熟奇形腫） ・・・・・・・・・A76
infantile traumatic brain injury with a biphasic

clinical course and late reduced diffusion；
　TBIRD ························· A11
interhypothalamic adhesion ·········· A27
intracranial hypertension（頭蓋内圧亢進症）··· A130
intramural duodenal hematoma
　（十二指腸壁内血腫）············· A84
intraspinal rib head dislocation ······· A127
ivy sign ·························· A13

K

Kawasaki disease（川崎病）······· A37, A74
Kitano分類 ························ A145
Krabbe病 ························· A15

L

Langerhans cell histiocytosis；LCH
　（Langerhans細胞組織球症）····· A17, A134, A136
laryngocele ······················· A35
late-presenting CDH（遅発性先天性横隔膜ヘルニア）
　··························· A47
Leigh脳症 ························ A134
Li-Fraumeni症候群 ················· A78
limb-body wall complex ··········· A151
little leaguer's shoulder ············ A116
Loeys-Dietz症候群 ················· A132
lymphangioma（リンパ管腫）········· A86, A99
lymphatic malformation（リンパ管奇形）
　············ A33, A39, A86, A92, A99

M

Marfan症候群 ····················· A132
megaureter（巨大尿管）············· A101
mesenteroaxial gastric volvulus［短軸性（間膜軸性）
　胃軸捻転症］···················· A81
metabolic encephalopathy（代謝性脳症）····· A21
metaphyseal lucent band ··········· A111
microcolon ······················ A148
mild encephalitis/encephalopathy with a
　reversible splenial lesion；MERS（可逆性
　脳梁膨大部病変を有する軽症脳炎・脳症）····· A11
moyamoya disease（もやもや病）········ A13
MRスペクトロスコピー（MRS）········· A11
mucosal prolapse syndrome of the rectum；
　MPSR（直腸粘膜脱症候群）·········· A89
mucosal thickening（副鼻腔粘膜肥厚）········ A41
Müller管 ························· A104
myelin oligodendrocyte glycoprotein；MOG
　····························· A19
　－抗体関連疾患（MOG antibody-associated
　disease；MOGAD）··············· A19
myelomeningocele（脊髄髄膜瘤）········ A143
myofibroma（筋線維腫）·········· A123, A124

N

neonatal ovarian cyst（ovarian torsion）
　［新生児卵巣嚢腫（捻転）］············ A99
neonatal testicular torsion（新生児精巣捻転症）··· A97
neurodegenerative LCH（中枢神経変性症を伴う
　ランゲルハンス細胞組織球症）········ A134, A136
neurofibromatosis type 1（NF1）（神経線維腫症1型）
　··············· A27, A127, A128, A132, A134
neurohypophyseal germinoma（神経下垂体ジャーミ

ノーマ ·························· A17
neuromyelitis optica spectrum disorders
　（NMOSD）····················· A19
NF2関連神経鞘腫症
　（NF2-related schwannomatosis）······· A130
normal epiphyseal plate（正常骨端線）······· A117

O

OHVIRA症候群（obstructed hemivagina and ipsila-
　teral renal anomaly syndrome）····· A104, A107
optico-hypothalamic glioma
　（視神経・視床下部神経膠腫）········· A27
ornithine transcarbamylase（OTC）deficiency
　（オルニチントランスカルバミラーゼ［OTC］欠損症）
　··························· A21
os odontoideum（歯突起骨）··········· A117

P

palliative surgery（姑息的手術）········· A65
PA sling（肺動脈スリング）············ A63
Pelkan spurs ···················· A111
periventricular rim ················· A15
pilocytic astrocytoma（毛様細胞性星細胞腫）··· A27
plastic bronchitis；PB（鋳型気管支炎）····· A68
pleuropulmonary blastoma type I
　（胸膜肺芽腫type I）··············· A49
posterior scalloping ··············· A127
prostaglandin E1；PGE1（プロスタグランジンE1）
　··························· A113
protein losing enteropathy；PLE
　（蛋白漏出性胃腸症）·············· A68
pulmonary artery banding；PAB
　（肺動脈絞扼術）·················· A65
pulmonary blood flow control（肺血流調整）··· A65
pulmonary chondroma（肺軟骨腫）······· A139
pyriform sinus cyst and fistula（梨状窩瘻・嚢胞）
　··························· A33

R

rebound hypertrophy（反応性過形成）········ A54
rib notching ····················· A58
RNF213（ミステリン）··············· A13
Rosai-Dorfman病（Rosai-Dorfman disease；RDD）
　······················ A136, A137

S

scimitar sacrum ·················· A94
scurvy（壊血病）···················· A111
scurvy zone ····················· A111
Society of Fetal Urology（SFU）分類 ········ A101
spinocerebellar ataxia type 6（脊髄小脳失調症6型）
　··························· A29
spoke wheel pattern ··············· A71
starry sky ······················· A39
subependymal giant cell astrocytoma；SEGA
　（上衣下巨細胞性星細胞腫）·········· A23
subpleural lung cysts（胸膜下嚢胞）······· A51
synchondrosis（軟骨結合）············ A117

T

thymopharyngeal duct（胸腺咽頭管）·········· A39
thyroglossal duct cyst（甲状舌管嚢胞）······· A35

torsion of an extralobar pulmonary sequestration
（肺葉外肺分画症の捻転）‥‥‥‥‥‥‥‥‥A45
total anomalous pulmonary venous connection；
TAPVC（総肺静脈還流異常）‥‥‥‥‥‥‥‥A60
triple bubble sign‥‥‥‥‥‥‥‥‥‥‥‥‥A149
Trümmerfeld zone‥‥‥‥‥‥‥‥‥‥‥‥‥A111
*TSC1・TSC2*遺伝子‥‥‥‥‥‥‥‥‥A23, A132
tuberous sclerosis complex；TSC（結節性硬化症）
‥‥‥‥‥‥‥‥‥‥‥‥‥‥‥‥‥A23, A132

U

ureteropelvic junction obstruction；UPJO
（腎盂尿管移行部狭窄）‥‥‥‥‥‥‥‥‥A101
ureterovesical junction obstruction；UVJO
（尿管膀胱移行部狭窄）‥‥‥‥‥‥‥‥‥A101

V

vascular ring（血管輪）‥‥‥‥‥‥‥‥‥‥A63
vesicoureteral reflux；VUR（膀胱尿管逆流）
‥‥‥‥‥‥‥‥‥‥‥‥‥‥‥A101, A107

W

Willis動脈輪閉塞‥‥‥‥‥‥‥‥‥‥‥‥‥A13
Wolff管‥‥‥‥‥‥‥‥‥‥‥‥‥‥‥‥A104

Z

Zinner症候群‥‥‥‥‥‥‥A104, A105, A107

かな

あ

悪性リンパ腫‥‥‥‥‥‥‥A89, A115, A136

い

鋳型気管支炎（plastic bronchitis；PB）‥‥‥A68
胃癌‥‥‥‥‥‥‥‥‥‥‥‥‥‥‥‥‥‥A139
胃軸捻転症‥‥‥‥‥‥‥‥‥‥‥‥‥‥‥A82
異所開口尿管（ectopic ureter）‥‥‥‥‥‥A107
異所性胸腺（ectopic thymus）‥‥‥‥‥A39, A54
　－が発生する部位‥‥‥‥‥‥‥‥‥‥‥A39
　－の反応性過形成（ectopic thymic rebound
　　hyperplasia）‥‥‥‥‥‥‥‥‥‥‥‥A53
異所性胸腺嚢胞‥‥‥‥‥‥‥‥‥‥‥‥‥A33
咽後膿瘍‥‥‥‥‥‥‥‥‥‥‥‥‥‥‥‥A37
咽頭後リンパ節炎‥‥‥‥‥‥‥‥‥‥‥‥A37
陰嚢腫大‥‥‥‥‥‥‥‥‥‥‥‥‥‥‥‥A97

え

円形肺炎‥‥‥‥‥‥‥‥‥‥‥‥‥‥‥‥A45

お

横隔膜弛緩症‥‥‥‥‥‥‥‥‥‥‥‥‥‥A47
横紋筋肉腫‥‥‥‥‥‥‥‥‥‥A49, A92, A139
オルニチントランスカルバミラーゼ（OTC）欠損症
　［ornithine transcarbamylase（OTC）deficiency］
‥‥‥‥‥‥‥‥‥‥‥‥‥‥‥‥‥‥‥A21

か

壊血病（scurvy）‥‥‥‥‥‥‥‥‥‥‥‥A111
外傷性骨化性筋炎‥‥‥‥‥‥‥‥‥‥‥‥A119
回腸閉鎖（ileal atresia）‥‥‥‥‥‥‥‥‥A149
潰瘍性大腸炎‥‥‥‥‥‥‥‥‥‥‥‥‥‥A89
可逆性脳梁膨大部病変を有する軽症脳炎・脳症
　（mild encephalitis/encephalopathy
　with a reversible splenial lesion；MERS）‥A11
過誤腫‥‥‥‥‥‥‥‥‥‥‥‥‥‥‥‥‥A92

家族性片麻痺性片頭痛1型（familial hemiplegic
　migraine type 1）‥‥‥‥‥‥‥‥‥‥‥A29
褐色細胞腫‥‥‥‥‥‥‥‥‥‥‥‥‥‥‥A79
化膿性甲状腺炎‥‥‥‥‥‥‥‥‥‥‥‥‥A33
化膿性リンパ節炎‥‥‥‥‥‥‥‥‥‥‥‥A37
ガマ腫‥‥‥‥‥‥‥‥‥‥‥‥‥‥‥‥‥A35
川崎病（Kawasaki disease）‥‥‥‥‥A37, A74
眼窩骨膜下膿瘍‥‥‥‥‥‥‥‥‥‥‥‥‥A41
肝芽腫‥‥‥‥‥‥‥‥‥‥‥‥‥‥‥‥‥A72
眼窩蜂窩織炎‥‥‥‥‥‥‥‥‥‥‥‥‥‥A41
肝細胞癌‥‥‥‥‥‥‥‥‥‥‥‥‥A68, A71
肝細胞腺腫‥‥‥‥‥‥‥‥‥‥‥‥‥‥‥A71
完全気管軟骨輪‥‥‥‥‥‥‥‥‥‥‥‥‥A63
患側腎形態異常‥‥‥‥‥‥‥‥‥‥‥‥‥A104

き

気管支閉鎖症（bronchial atresia；BA）‥‥‥A147
気胸‥‥‥‥‥‥‥‥‥‥‥‥‥‥‥A47, A49
奇形腫‥‥‥‥‥‥‥‥‥‥‥‥‥‥‥‥‥A87
虐待‥‥‥‥‥‥‥‥‥‥‥‥‥‥A84, A111
　－による乳幼児頭部外傷（abusive head trauma；
　　AHT）‥‥‥‥‥‥‥‥‥‥‥‥‥‥‥A25
急性硬膜下血腫‥‥‥‥‥‥‥‥‥‥‥‥‥A25
急性散在性脳脊髄炎（acute disseminated
　encephalomyelitis；ADEM）‥‥‥‥‥‥A19
急性脳症‥‥‥‥‥‥‥‥‥‥‥‥‥A11, A21
急性腹症‥‥‥‥‥‥‥‥‥‥‥‥‥‥‥‥A74
急性副鼻腔炎‥‥‥‥‥‥‥‥‥‥‥‥‥‥A40
急性リンパ性白血病（acute lymphoblastic
　leukemia；ALL）‥‥‥‥‥‥‥‥‥‥‥A115
胸水‥‥‥‥‥‥‥‥‥‥‥‥‥‥‥A44, A47
胸腺咽頭管（thymopharyngeal duct）‥‥‥A39
胸腺嚢胞‥‥‥‥‥‥‥‥‥‥‥‥‥‥‥‥A39
巨大尿管（megaureter）‥‥‥‥‥‥‥‥‥A101
胸膜下嚢胞（subpleural lung cysts）‥‥‥‥A51
胸膜肺芽腫typeⅠ（pleuropulmonary blastoma；
　PPB typeⅠ）‥‥‥‥‥‥‥‥‥‥‥‥‥A49
虚血性直腸炎‥‥‥‥‥‥‥‥‥‥‥‥‥‥A89
筋線維腫（myofibroma）‥‥‥‥‥A123, A124
緊張性気胸‥‥‥‥‥‥‥‥‥‥‥‥‥‥‥A47

く

空腸閉鎖‥‥‥‥‥‥‥‥‥‥‥‥‥‥‥‥A149
クラリーノ三徴（Currarino triad）‥‥‥‥‥A94
グルタル酸血症1型‥‥‥‥‥‥‥‥‥‥‥A134
くる病‥‥‥‥‥‥‥‥‥‥‥‥‥‥‥‥‥A111

け

痙攣重積型（二相性）急性脳症
　（acute encephalopathy with biphasic seizures
　and late reduced diffusion；AESD）‥‥‥A11
血管型Ehlers-Danlos症候群‥‥‥‥‥‥‥A132
血管輪（vascular ring）‥‥‥‥‥‥‥‥‥‥A63
結節性硬化症（tuberous sclerosis complex；TSC）
‥‥‥‥‥‥‥‥‥‥‥‥‥‥‥A23, A132
血栓塞栓症‥‥‥‥‥‥‥‥‥‥‥‥‥‥‥A68
限局性結節性過形成（focal nodular hyperplasia；
　FNH）‥‥‥‥‥‥‥‥‥‥‥‥‥‥‥‥A71

こ

高アンモニア血症性脳症‥‥‥‥‥‥‥‥‥A21
後咽頭間隙浮腫‥‥‥‥‥‥‥‥‥‥‥‥‥A37

甲状舌管嚢胞 (thyroglossal duct cyst) ······· A35
甲状舌管嚢胞感染 ································ A35
硬膜下血腫 ······································· A11
　中村Ⅰ型の− ································· A25
肛門狭窄 ·· A94
肛門皮膚瘻 (ano-cutaneous fistula) ········· A94
絞扼性腸閉塞 ····································· A74
姑息的手術 (palliative surgery) ··············· A65
骨形成不全症 ···································· A132
骨髄炎 ··· A113
骨粗鬆症 ·· A127
骨膜肥厚 (cortical hyperostosis) ············ A113

さ

臍帯ヘルニア ···································· A151
鰓裂遺残嚢胞 ····································· A39
鎖肛 ··· A94
三心房心 ··· A61

し

磁化率強調像 ····································· A29
子宮奇形 ·· A104
視床下部過誤腫 (hypothalamic hamartoma) ··· A27
視神経・視床下部神経膠腫
　(optico-hypothalamic glioma) ············· A27
歯突起骨 (os odontoideum) ················· A117
脂肪腫 ··· A92
十二指腸閉鎖／狭窄 ···························· A82
十二指腸壁内血腫 (intramural duodenal hematoma)
··· A84
重複子宮腔 ······································ A104
重複腎盂尿管 ··································· A107
重複大動脈弓 ····································· A62
重複腸管 ··· A99
重複嚢胞 (duplication cyst) ··········· A84, A87
終末脊髄嚢胞瘤 ································· A143
上衣下巨細胞性星細胞腫 (subependymal giant
　cell astrocytoma；SEGA) ················· A23
上衣腫 ··· A23
常染色体顕性 (優性) 多発性嚢胞腎 ·········· A132
上前腸骨棘裂離骨折 ··························· A117
小腸閉鎖 ·· A149
静脈奇形 ··· A92
腎盂尿管移行部狭窄 (ureteropelvic junction
　obstruction；UPJO) ······················ A101
神経芽腫 ················ A33, A45, A76, A115
神経下垂体ジャーミノーマ (neurohypophyseal
　germinoma) ······························· A17
神経線維腫 ······································· A92
神経線維腫症1型 (neurofibromatosis type 1；NF1)
················· A27, A127, A128, A132, A134
進行性骨化性線維異形成症 (fibrodysplasia ossificans
　progressiva；FOP) ························ A119
進行性骨性異形成症 ·························· A119
腎細胞癌 ·· A132
新生児骨硬化性異形成 (Caffey病) ··········· A113
新生児精巣捻転症 (neonatal testicular torsion) · A97
新生児慢性肺疾患 (chronic lung disease；CLD)
··· A51
新生児卵巣嚢腫 (捻転) ［neonatal ovarian

cyst (ovarian torsion)］ ····················· A99
心バイパス手術 (heart bypass operation) ····· A68

す

膵仮性嚢胞 ······································· A84
髄膜腫 ·································· A130, A136

せ

成熟奇形腫 ······································· A76
正常骨端線 (normal epiphyseal plate) ······· A117
精巣腫瘍 ··· A97
精巣上体炎 ······································ A107
正中頸嚢胞 ······································· A35
精嚢腺嚢胞 ······································ A107
脊髄小脳失調症6型 (spinocerebellar ataxia type 6)
··· A29
脊髄髄膜瘤 (myelomeningocele) ··········· A143
脊椎の形成異常 ································· A127
石灰化上皮腫 ··································· A121
仙骨前腫瘤 ······································· A94
仙骨部分欠損 ····································· A94
前腸重複嚢胞 ··································· A147
先天性横隔膜ヘルニア (congenital diaphragmatic
　hernia；CDH) ···················· A47, A145
先天性下腿彎曲症 ····························· A128
先天性心疾患 (congenital heart disease) · A65, A68
先天性水腎症 ··································· A101
先天性中部尿管狭窄 (congenital midureteral
　stricture；CMS) ·························· A101
先天性難治性下痢症 ·························· A149
先天性肺気道奇形 (congenital pulmonary airway
　malformation；CPAM) ········ A49, A51, A147

そ

総肺静脈還流異常 (total anomalous pulmonary
　venous connection；TAPVC) ············· A60
　−の分類 ································· A61
鼠径ヘルニア ····································· A92

た

代謝性脳症 (metabolic encephalopathy) ······ A21
大腸癌 ··· A89
大動脈縮窄 (coarctation of the aorta；CoA) · A57
　− (大動脈離断) の形態分類 ·············· A58
胎便性腹膜炎 ··································· A149
大網嚢腫 ··· A99
多発性硬化症 ····································· A19
短軸性 (間膜軸性) 胃軸捻転症
　(mesenteroaxial gastric volvulus) ········· A81
胆嚢炎 ··· A74
胆嚢水腫 ··· A74
蛋白漏出性胃腸症 (protein losing enteropathy；
　PLE) ·· A68

ち

遅発性先天性横隔膜ヘルニア ［late-presenting CDH
　(congenital diaphragmatic hernia)］ ······· A47
中枢神経変性症を伴うランゲルハンス細胞組織球症
　(neurodegenerative LCH) ········· A134, A136
中枢性神経細胞腫 ······························ A23
中腸軸捻転 ······································· A82
中脳水道狭窄 ··································· A143
腸炎 ··· A74

腸回転異常 ································· A145
腸管気腫症 ·································· A73
腸管虚血・壊死 ····························· A74
長管骨の異形成 ···························· A127
腸間膜嚢腫 ·································· A99
聴神経腫瘍 ································· A130
直腸潰瘍 ···································· A89
直腸肛門奇形 ························· A94, A149
直腸粘膜脱症候群 (mucosal prolapse syndrome
　of the rectum；MPSR) ··················· A89

て

転移性肝腫瘍 ································ A71

と

頭蓋骨の異形成 ······················ A127, A128
頭蓋内圧亢進症 (intracranial hypertension) ··· A130
頭蓋内動脈狭窄 ···························· A128
頭血腫 (cephalhematoma) ············ A123, A124

な

軟骨結合 (synchondrosis) ·················· A117
軟骨腫 ····································· A139

に

尿管膀胱移行部狭窄 (ureterovesical junction
　obstruction；UVJO) ···················· A101
尿失禁 ····································· A107
尿素サイクル異常症 ························· A21
尿崩症 ······································ A17

ね

熱中症 ····································· A134
粘膜下腫瘍 ·································· A89

の

脳室拡大 ··································· A143
脳実質裂傷 ·································· A25
嚢胞状リンパ管奇形 ························· A87
嚢胞性神経芽腫 ······························ A79
嚢胞性リンパ管腫 ··························· A84
脳梁欠損 ··································· A143

は

肺うっ血 ······························ A60, A65
肺血流調整 (pulmonary blood flow control) ··· A65
肺高血圧 ······························ A51, A60
胚細胞性腫瘍 ································ A23
肺静脈閉鎖 ·································· A61
肺水腫 ····································· A51
肺動脈絞扼術 (pulmonary artery banding；PAB)
　··· A65
肺動脈スリング (PA sling) ·················· A63
肺動脈内血栓 ································ A65
肺動脈の術後狭窄 ··························· A65
肺軟骨腫 (pulmonary chondroma) ··········· A139
肺嚢胞 ································ A47, A128
肺膿瘍 ····································· A45
肺分画症 ······························ A45, A147
肺胞形成 (alveolarization) ·················· A51
肺葉外肺分画症の捻転 (torsion of an extralobar
　pulmonary sequestration) ··············· A45
肺葉内肺分画症 ······························ A45
白血病 ···································· A136
バルトリン腺炎・膿瘍 ························ A92

破裂臍帯ヘルニア ·························· A151
反応性過形成 (rebound hypertrophy) ········ A54
反応性リンパ節 ····························· A37

ひ

肥厚性幽門狭窄症 ··························· A82
非症候群性大動脈瘤・解離 ················· A132
鼻性眼窩内合併症 ··························· A41
鼻性頭蓋内合併症 ··························· A41
ビタミンA過剰症 ·························· A113
ビタミンC ································ A110
脾動脈瘤 ·································· A128
皮様嚢腫 (dermoid cyst) ······· A35, A121, A123

ふ

不全型Carney三徴 (Carney's triad,
　incomplete type) ····················· A139
副骨・種子骨 ······························ A117
副腎出血 ······························ A76, A79
副腎皮質癌 (adrenalcortical carcinoma) ······ A78
副鼻腔炎 ······························ A40, A41
副鼻腔粘膜肥厚 (mucosal thickening) ········ A41
腹壁破裂 (gastroschisis) ·················· A150
部分肺静脈還流異常 ························· A61
プロスタグランジンE1 (prostaglandin E1；PGE1)
　·· A113

へ

ヘルニア嚢 ································ A151
片側腔閉鎖 ································ A104

ほ

膀胱尿管逆流 (vesicoureteral reflux；VUR)
　································ A101, A107
放射線誘発性髄膜腫 ························ A130
ホモシスチン尿症 ·························· A132
ポリープ ··································· A89

ま

麻痺性イレウス ····························· A74

み

未熟奇形腫 (immature teratoma) ············ A76
ミステリン (RNF213) ······················ A13
脈絡叢乳頭腫／乳頭癌 ······················ A23

め

メープルシロップ尿症 ······················ A134

も

毛様細胞性星細胞腫 (pilocytic astrocytoma) ··· A27
もやもや病 (moyamoya disease) ············· A13
門脈内ガス ································· A73

ら

ランゲルハンス細胞組織球症 (Langerhans cell
　histiocytosis；LCH) ········· A17, A134, A136

り

梨状窩瘻・嚢胞 (pyriform sinus cyst and fistula)
　··· A33
リンパ管奇形 (lymphatic malformation)
　··················· A33, A39, A86, A92, A99
リンパ管腫 (lymphangioma) ············ A86, A99
リンパ球性下垂体炎 ························· A17
リンパ節炎 ································ A121

る

類もやもや病 ································ A13

画像診断 BACK NUMBERS

2022 年

1 月号 これで確定⁉ 画像をみて，ふと立ち止まる瞬間
（松木 充 編）

2 月号 "-pathy" でせまる中枢神経疾患
（田岡俊昭 編）

3 月号 膵癌早期診断のイノベーションを求めて
（竹原康雄 編）

4 月号 局在からみた腹部救急画像診断 （近藤浩史 編）

5 月号 肺結節・腫瘤の画像診断に強くなる
（石川浩志 編）

6 月号 はじめよう！ 心臓の画像診断 （宇都宮大輔 編）

7 月号 押さえておきたい脊椎・脊髄疾患の画像診断
Case-based review （前田正幸 編）

8 月号 骨軟部画像診断—珠玉の症例集
（藤本 肇，野崎太希 編）

9 月号 吸い込みでおこる肺疾患の画像診断と病理
（加藤勝也 編）

10 月号 AYA 世代にみられる疾患の画像診断
（野崎太希，松木 充，画像診断実行編集委員会 編）

11 月号 これだけは読めるように—
乳癌画像診断のミニマルエッセンス
（久保田一徳 編）

12 月号 診断に直結！ ルーチン MRI に加えるべき
鋭い撮像
（片平和博 編）

2023 年

1 月号 ビギナーのための頭部画像診断
－Q&A アプローチ－ 2023 （平井俊範 編）

2 月号 肺だけが胸部ではない！
縦隔・胸膜・胸壁の画像診断 （本多 修 編）

3 月号 薬物療法時代の肝細胞癌診断と治療
（祖父江慶太郎 編）

4 月号 頭部救急画像診断—少しだけ立ち止まって
（中村尚生 編）

5 月号 唾液腺・甲状腺をきわめる （豊田圭子 編）

6 月号 骨軟部画像診断—珠玉の症例集 Part 2
（野崎太希，藤本 肇 編）

7 月号 子宮内膜症の病態と画像診断 —温故知新
（竹内麻由美 編）

8 月号 わかる！ びまん性肺疾患 （岩澤多恵 編）

9 月号 WHO 脳腫瘍分類 第5版 徹底解説
Case-based review （黒川 遼 編）

10 月号 腸炎・腹膜炎を読み解く
—病態と画像所見の対比 （谷掛雅人 編）

11 月号 これであなたも名探偵！ 転移の画像所見から
原発巣を当てる （神田知紀 編）

12 月号 全身の血栓症・塞栓症を考える
（岡田真広，松木 充 編）

2024 年

1 月号 症例から学ぶ心臓血管放射線診断
（宇都宮大輔 編）

2 月号 ビギナーのための骨軟部画像診断
－Q&A アプローチ－ （山本麻子 編）

3 月号 押さえておきたい呼吸器疾患の画像診断
Case-based review （杉浦弘明 編）

4 月号 頭部の common disease にみる
非典型的画像所見 （鹿戸将史 編）

5 月号 知っておくべき核医学診断・治療の
ミニマルエッセンス （中本裕士 編）

6 月号 治療に役立つ腹部画像診断
レポートのポイント （市川新太郎 編）

7 月号 臨床所見から考える婦人科画像診断
（齋田 司 編）

8 月号 呼吸器の common disease にみる
非典型的画像所見 （楠本昌彦，江頭玲子 編）

増刊号

● 2022 年
局所進展とリンパ節転移に力点をおいた
画像による癌の病期診断 2022 （楠本昌彦 編著）
B5 判，204 頁，定価：5,940 円（10％税込）

画像でみかける偶発的所見のマネジメント 2022
－あなたならどう書く？
（陣崎雅弘，画像診断実行編集委員会 編著）
B5 判，236 頁，定価：5,940 円（10％税込）

● 2023 年
胸部 X 線診断再入門 －症例から学ぶ読影法－
（芦澤和人，楠本昌彦 編著）
B5 判，208 頁，定価：6,490 円（10％税込）

癌治療後の局所再発と転移の画像診断
（楠本昌彦 編著）
B5 判，184 頁，定価：6,490 円（10％税込）

● 2024 年
"現場的" 外傷画像診断と IVR
～命を救う Radiology のチカラ （一ノ瀬嘉明 編著）
B5 判，204 頁，定価：6,490 円（10％税込）

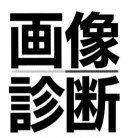

2024年増刊号 Vol.44 No.11 2024
General Radiologistに贈る，
押さえておきたい小児疾患58

定価：6,490円（10%税込）　2024年 9月10日　第1刷発行

発行人　小袋朋子
編集人　木下和治
発行所　株式会社Gakken
　　　　〒141-8416　東京都品川区西五反田2-11-8
印刷・製本　TOPPANクロレ株式会社

── この雑誌に関する各種お問い合わせ先 ──
● 雑誌の内容については https://www.corp-gakken.co.jp/contact/　　● 左記以外のお問い合わせは Tel 0570-056-710（学研グループ総合案内）
● 在庫については Tel 03-6431-1234（営業）
● 不良品（落丁，乱丁）については Tel 0570-000577（学研業務センター）
　　〒354-0045 埼玉県入間郡三芳町上富 279-1

© Gakken
本書の無断転載，複製，複写（コピー），翻訳を禁じます．
本書に掲載する著作物の複製権・翻訳権・上映権・譲渡権・公衆送信権（送信可能化権を含む）は株式会社Gakkenが管理します．
本書を代行業者等の第三者に依頼してスキャンやデジタル化することは，たとえ個人や家庭内での利用であっても，著作権法上，認められておりません．

本書に記載されている内容は，出版時の最新情報に基づくとともに，臨床例をもとに正確かつ普遍化すべく，著者，編者，監修者，編集委員ならびに出版社それぞれが最善の努力をしております．しかし，本書の記載内容によりトラブルや損害，不測の事故等が生じた場合，著者，編者，監修者，編集委員ならびに出版社は，その責を負いかねます．
また，本書に記載されている医薬品や機器等の使用にあたっては，常に最新の各々の添付文書（電子添文）や取り扱い説明書を参照のうえ，適応や使用方法等をご確認ください．

　　株式会社Gakken

|JCOPY|〈出版者著作権管理機構　委託出版物〉
本書の無断複写は著作権法上での例外を除き禁じられています．複写される場合は，そのつど事前に，出版者著作権管理機構
（Tel 03-5244-5088, FAX 03-5244-5089, e-mail : info@jcopy.or.jp）の許諾を得てください．

※ 「秀潤社」は，株式会社Gakkenの医学書・雑誌のブランド名です．
※ 『画像診断』は，株式会社学研ホールディングスの登録商標です．（登録商標第 4720117 号）
※ 　学研グループの書籍・雑誌についての新刊情報・詳細情報は，右記をご覧ください．学研出版サイト https://hon.gakken.jp/